Entendiendo La Presón Arterial Alta

Pasos sencillos para evitar complicaciones, reducir los gastos médicos, disminuir el estrés y llevar una vida sana y proactiva.

Por la Dra. Ashley Sullivan
Doctorado en Farmacia

Traducción al español: Dinorah Peña-Durán

Derechos de autor © 2024 por la Dra. Ashley Sullivan, PharmD, RPh, MBA. Todos los derechos reservados.

El contenido de este libro no puede ser reproducido, duplicado o transmitido sin el permiso escrito directo del autor o el editor.
En ningún caso se responsabilizará al editor o al autor por daños, reparaciones o pérdidas monetarias debido a la información contenida en este libro, ya sea directa o indirectamente.

Aviso legal:
Este libro está protegido por derechos de autor. Solo es para uso personal. No puede modificar, distribuir, vender, utilizar, citar ni parafrasear ninguna parte o contenido de este libro sin el consentimiento del autor o del editor.

Aviso de exención de responsabilidad:
Tenga en cuenta que la información contenida en este documento es solo para fines educativos y de entretenimiento. Se ha hecho todo el esfuerzo para presentar información precisa, actualizada, confiable y completa. No se declaran ni se implican garantías de ningún tipo. Los lectores reconocen que el autor no se dedica a ofrecer asesoramiento legal, financiero, médico o profesional. El contenido de este libro se ha derivado de diversas fuentes. Consulte a un profesional con licencia antes de intentar cualquier técnica descrita en este libro.

Al leer este documento, el lector acepta que en ningún caso el autor es responsable de las pérdidas, directas o indirectas, que se incurran como resultado del uso de la información contenida en este documento, incluidos, entre otros, errores, omisiones o inexactitudes.

Contents

Introducción	1
1. Bajo Presión	7
2. ¿Qué Le Pone En Riesgo De Padecer Presión Arterial Alta?	29
3. Medicamentos Para Controlar La Presión Arterial Alta	39
4. Alimentos Saludables Para Un Corazón Feliz	69
5. Muévase Y Piérdal	89
6. Descanso Y Relajación	107
7. Cómo Abandonar Los Malos Hábitos	123
8. Más Allá De Los Medicamentos	133
9. Los Peligros Escondidos	155
10. Manténgase Atento A Su Salud	167
Conclusión	181
Referencias	183

INTRODUCCIÓN

"El médico del futuro no dará medicamentos, sino que interesará a sus pacientes por el cuidado del cuerpo humano, la dieta y la prevención de enfermedades". – Thomas Edison

Si usted o un miembro de su familia ha sido diagnosticado con hipertensión, tiene antecedentes familiares o simplemente está interesado en saber más, ¡está en el lugar adecuado!

La tensión arterial alta o hipertensión es una enfermedad que puede progresar gradualmente. Puede ponerle en riesgo de sufrir un derrame cerebral, una enfermedad renal o un ataque al corazón. Entonces, ¿qué puede hacer para evitar que esto ocurra? Usted encontrará varias listas de consejos y recomendaciones en Internet. Sin embargo, no es tan fácil como parece con la montaña de información que necesita revisar y sin saber qué información es confiable y creíble.

Como persona que padece hipertensión, es posible que se muestre escéptico acerca de su enfermedad y de las medidas para controlarla. Como farmacéuticos, nos encontramos con varios pacientes que luchan contra la hipertensión, desde trabajadores que se esfuerzan físicamente hasta empleados de oficina estresados mentalmente. También es posible que conozca a algún familiar que deba tomar medicamentos de mantenimiento para su presión arterial. Por todas partes a nuestro alrededor hay personas que intentan controlar su tensión arterial.

Incluso personajes famosos como Larry King y Bill Clinton tuvieron que gastar millones en costosas cirugías y procedimientos a causa de la hipertensión y las complicaciones cardíacas. Bill Clinton tuvo que perder peso y cambiar su dieta a legumbres, alubias ("frijoles"), verduras y fruta. El entrevistador de la CNN Larry King tuvo un ataque al corazón que le obligó a someterse a una operación de bypass. El control de la presión arterial es crucial para prevenir estas complicaciones y procedimientos.

Cuando se tiene hipertensión, significa que la presión contra las paredes de los vasos sanguíneos es constantemente demasiado alta. La lectura de la tensión arterial tiene dos cifras: la presión sistólica y la diastólica. La sistólica es el número superior que mide la presión arterial cuando el corazón se contrae para mover la sangre y la diastólica es el número inferior que mide la presión arterial cuando el corazón está relajado y llenándose de sangre. Estas lecturas se clasifican en rangos que indican si tiene una crisis normal, leve, moderada o hipertensiva, de lo que hablaremos más adelante en los capítulos.

Dado que esta enfermedad no presenta síntomas evidentes, muchas personas no saben que la tienen hasta que la condición ha empeorado. A menudo se la conoce como el asesino silencioso. Cada individuo experimentará síntomas diferentes y, la mayoría de las veces, no hay ninguno. La hipertensión puede estar relacionada con diversas causas. Nadie está a salvo de esta enfermedad tanto genética como relacionada con el estilo de vida. Sin embargo, un tratamiento y una concienciación adecuados pueden evitar graves consecuencias.

Puede que sienta que la vida lidiando con la hipertensión le limita a la hora de disfrutar de sus actividades favoritas. Sin embargo, muchas personas consiguen equilibrar un estilo de vida saludable, la actividad física y el tiempo con sus seres queridos. Obtendrá resultados y se adaptará a su estado con los conocimientos adecuados y un esfuerzo constante.

Algunos pacientes esperan a que aparezcan las señales de alarma antes de hacer ningún cambio, lo cual es una práctica peligrosa. La mejor manera de hacer frente a la hipertensión es intervenir temprano. Es posible que dude en acudir a una revisión con su médico para conocer sus resultados. Pero cuanto antes reciba el plan de tratamiento adecuado, mejor podrá evitar que se desarrollen más complicaciones. El costo de los medicamentos, los cambios en la dieta y las citas con el médico pueden parecer una pesada carga. Sin embargo, cuanto antes dé ese paso hacia el tratamiento, menos tiempo y dinero tendrá que perder a largo plazo.

Existen diferentes tipos de planes de tratamiento para las personas con hipertensión. Se siguen las directrices clínicas del Colegio Americano de Cardiología y la Asociación Americana del Corazón (ACC/AHA, por sus siglas en inglés). La prevalencia de la hipertensión arterial en 2015-2018 entre los adultos de EE.UU. muestra que 116 millones de personas tenían hipertensión. A la mayoría de ellos se les recomienda medicación y sin embargo no tienen su hipertensión bajo control. Esta es una gran oportunidad para la educación y los cambios en el estilo de vida.

Existen muchos factores de riesgo de enfermedades cardiacas e hipertensión que afectan a todos los hogares y ocupaciones. La tensión laboral y la presión arterial están significativamente asociadas. Es esencial equilibrar las exigencias físicas de su trabajo si tiene hipertensión. Tener que hacer malabarismos con el trabajo, la vida social, la familia y la presión arterial puede resultar abrumador. Es posible que se preocupe por los sacrificios que tiene que hacer y se sienta impaciente por los resultados.

El tratamiento de la hipertensión le obligará a cambiar su estilo de vida, pero esto no implica que su calidad de vida vaya a ser menor. Requiere que haga cambios sencillos que den una oportunidad a su salud, proporcionándole mejores oportunidades para vivir plenamente hasta sus últimos años. Todos los sacrificios y la paciencia para prevenir complicaciones potencialmente mortales valdrán la pena. La hipertensión es una de las principales causas de muerte prematura en todo el mundo. Reducir su presión arterial también evitará otras enfermedades del estilo de vida, ya que afecta a muchos órganos, como el corazón, el cerebro y los riñones.

Según la Organización Mundial de la Salud (OMS), el 46% de los adultos de todo el mundo no están diagnosticados. De ahí que uno de los objetivos mundiales para las enfermedades no transmisibles sea reducir su prevalencia en un 33% entre 2010 y 2030. Una enfermedad no transmisible es una enfermedad que no se transmite de persona a persona, es el resultado de un comportamiento, un estilo de vida o factores genéticos—no de una enfermedad aguda.

Algunos pacientes con hipertensión no diagnosticada solo se enteran de su enfermedad después de sufrir un ataque al corazón como consecuencia de una hipertensión grave. El riesgo de padecer enfermedades cardíacas, cerebrales y renales exigirá más medicamentos, lo que conllevará efectos secundarios y complicaciones. Afortunadamente, numerosos medicamentos pueden ayudarle a controlar su hipertensión. Aunque puede llevar tiempo encontrar la dosis correcta, la coordinación con su profesional sanitario hará que el tratamiento tenga éxito. Además, se han desarrollado varios medicamentos de bajo costo pero eficaces, y la cobertura del seguro médico puede ayudarle con los gastos.

Una de las revisiones que presencié en una clínica fue la de un paciente que parecía físicamente activo y que solo experimentaba ocasionales dolores de cabeza, mareos y fatiga. Parecía un varón sano de unos 50 años. Dijo que hacía largos paseos en bicicleta y dietas rápidas para evitar el aumento de peso. Sin embargo, entre estas rutinas, comía alimentos grasos y bebía alcohol. Se sorprendió al descubrir que padecía cardiomegalia o agrandamiento del corazón. Esta afección se desarrolla cuando el corazón compensa una hipertensión grave y continua.

Otro paciente tenía su tensión arterial bajo control tras seguir sus prescripciones y cambios en su estilo de vida. Sin embargo, dejaron de tomar sus medicamentos cuando sintieron que su presión arterial estaba controlada. Algunas personas asumen que los cambios en el estilo de vida son suficientes para tratar todos los tipos de hipertensión, pero debe seguir las instrucciones de su médico si le aconseja tomar medicamentos de mantenimiento. Los síntomas pueden reaparecer y su enfermedad puede empeorar si interrumpe el tratamiento o vuelve a hábitos poco saludables.

Como ya se ha mencionado, Larry King, fumador durante mucho tiempo, dejó de fumar el día de su infarto. Desde entonces ha controlado sus factores de riesgo y ha creado la Fundación Cardíaca Larry King. David Letterman, del programa The Late Show, cuyo padre murió de un infarto, se sometió a una cirugía de bypass quíntuple. No tuvo complicaciones tras la operación y volvió a ser presentador solo después de seis semanas de recuperación. Estas personas se sometieron a procedimientos complejos y mejoraron su estilo de vida. Desde entonces tienen una vida plena. Muchos de ellos promueven activamente la concienciación y han apoyado a fundaciones contra las enfermedades cardiovasculares.

Entonces, ¿cómo controlará y gestionará eficazmente su tensión arterial? Puede resultar difícil saber cuándo necesita ver a su médico. Es posible que al principio necesite ayuda para entender cómo medir su tensión arterial, pero puede aprender a hacerlo rápidamente con la práctica y la información adecuadas. Además, existen monitores electrónicos automatizados disponibles en farmacias o en Internet. Estos dispositivos son mucho más fáciles de utilizar en casa para llevar un control de sus cifras.

Para cada enfermedad, se pueden tomar distintos tipos de medicamentos y realizar cambios en el estilo de vida. Sea cual sea la causa de su hipertensión y los riesgos dominantes en su vida, en este libro encontrará la información que necesita. Le proporcionará directrices paso a paso, descripciones y respuestas a sus preguntas. También desmentiremos algunas ideas erróneas sobre la hipertensión.

Este libro le guiará para que controle su enfermedad con facilidad y éxito. Conocerá sus síntomas, medicamentos, cambios en su estilo de vida y otras formas de regular su tensión arterial. Obtendrá información óptima e historias relacionadas desde la perspectiva de un profesional médico traducidas a palabras sencillas de entender. Empecemos el viaje hacia la comprensión de su cuerpo y de todos los aspectos que necesita saber sobre cómo manejar la hipertensión.

1

Bajo Presión

¿Sabía que la hipertensión arterial es un problema de salud común, incluso entre los adultos más jóvenes? Casi 1 de cada 4 adultos de entre 20 y 44 años tiene la tensión alta, que es un importante factor de riesgo de infarto de miocardio, ataque cerebral y otros problemas de salud graves. A pesar de la prevalencia de la hipertensión arterial en este grupo de edad, a menudo se pasa por alto y no se trata lo suficiente. Comprender la importancia de la tensión arterial y tomar medidas para vigilarla y controlarla temprano puede ayudar a prevenir el desarrollo de problemas de salud graves más adelante.

Visión general de la presión arterial

Sabemos que la presión arterial alta causa problemas de salud, pero ¿qué mide exactamente la tensión arterial? La presión arterial mide la fuerza que mueve la sangre contra las paredes de las arterias cuando el corazón la bombea. Se describe teniendo dos cifras: la presión sistólica y la diastólica. Cuando su corazón late, bombea sangre al sistema circulatorio. El oxígeno y los nutrientes llegan a todo su cuerpo para nutrir los tejidos y los órganos.

La sangre ejerce presión sobre las arterias forzando su salida cuando el corazón se contrae con cada latido. Late entre 60 y 100 veces por minuto, las 24 horas del día. El número de veces que late el corazón en un minuto se denomina frecuencia cardiaca. La presión arterial difiere de la frecuencia cardiaca porque mide la fuerza con la que la sangre se desplaza por los vasos sanguíneos. Ambas están asociadas al corazón, pero miden cosas diferentes. Un aumento de la frecuencia cardiaca no significa que su presión arterial también aumente.

La presión arterial cambia a medida que la sangre fluye por el cuerpo. El sistema circulatorio es como una forma de plomería. Podría considerar las arterias como tuberías que siguen la ley básica de la física. La presión arterial es más alta al principio y más baja al final a lo largo de las ramificaciones más pequeñas de las arterias. Las arterias también pueden compararse con las propiedades físicas de una manguera de jardín. Si aprieta una manguera, aumenta la presión en las paredes donde se contrae.

El corazón crea la presión máxima para que la sangre fluya, pero las propiedades de las arterias, como su elasticidad, también son importantes. Por lo tanto, el estado de las arterias puede afectar a la presión arterial y al flujo sanguíneo. Además, si las arterias se estrechan, pueden bloquear el suministro de sangre al sistema circulatorio.

Si desea controlar su presión arterial, debe ser capaz de distinguir los intervalos normales de hipertensión. Las directrices nacionales proporcionan parámetros para los niveles normales y anormales de presión arterial. Las unidades de presión arterial se miden en milímetros de mercurio o mm Hg. Las directrices de los Institutos Nacionales de la Salud y la Asociación Americana del Corazón (AHA, por sus siglas en inglés) establecen la presión arterial normal por debajo de 120 mm Hg sistólica y 80 mm Hg diastólica. Recuerde: ¡la presión arterial normal es de 120/80!

Sin embargo, estas directrices han cambiado a lo largo de los años. Las directrices más antiguas, que datan del 2003, se actualizaron en el 2017 y son las que se utilizan actualmente. Desde que la AHA siguió las directrices del 2017, ha permitido una intervención más temprana para las personas con presión arterial alta.

Antes de la actualización, existía una categoría de prehipertensión entre 120-139/80-89 mm Hg. Ahora, se denomina presión arterial elevada entre

120-129/<80 mm Hg. A las personas con riesgo de hipertensión y en las fases tempranas de la misma se les recomiendan modificaciones del estilo de vida. Además, las personas con 130-139 mm Hg/80-89 mm Hg se califican como hipertensión en fase 1.

Las cifras parecen confusas al principio, pero con la práctica y la orientación de su proveedor de servicios médicos, podrá dominarlas. La presión arterial fluctúa en función de distintos factores. Su presión arterial aumenta cuando hace jogging o se sube a una montaña rusa. Sin embargo, su presión arterial es más baja cuando está recostado o pasa un día en el spa. Incluso la edad, los medicamentos y los cambios de posición afectan a su presión arterial. Por eso se siguen ciertas pautas a la hora de leer su presión arterial.

Quizá se pregunte por qué necesita conocer su presión arterial. Cuando se hace un chequeo o acude a un hospital, lo más probable es que un profesional de la salud le pida una lectura. La presión arterial es el parámetro clínico que se mide con más frecuencia porque es un factor determinante para el diagnóstico y el tratamiento. Así pues, revisar su presión arterial en cada visita al médico permite detectarla temprano e intervenir para evitar complicaciones posteriores. Esto es especialmente importante en aquellos pacientes sin síntomas de presión arterial alta.

Fisiología de la regulación de la presión arterial

La regulación de la presión arterial es un proceso complejo en el que intervienen varios mecanismos a la vez. Permite comprender el funcionamiento del corazón y los vasos sanguíneos. Si su organismo no consigue regular la presión arterial, ésta se vuelve demasiado alta o demasiado baja. Esto puede provocar una gran variedad de enfermedades. Este mecanismo de regulación es muy importante para mantener una presión arterial saludable que proporcione a todos los órganos un suministro adecuado de sangre y elimine los desechos necesarios.

La sangre que circula por el cuerpo recoge los productos de desecho y las toxinas. Regula la temperatura y transporta las células defensoras de los tejidos dañados. El corazón, los riñones y el cerebro pueden dañarse si tiene la presión arterial alta y la circulación sanguínea no funciona correctamente. La hipertensión arterial es un riesgo importante de complicaciones e incluso de enfermedades mortales.

La adaptación a corto plazo y el mantenimiento a largo plazo de la presión arterial son necesarios para mantenerla dentro de unos límites normales. Cuando su presión arterial necesita ajustes rápidos, se regula mediante un reflejo barorreceptor. Este reflejo es un mecanismo de regulación a corto plazo que influye en los sistemas nervioso (nervios) y endocrino (hormonas).

Una presión arterial más alta aumenta la actividad de estos barorreceptores. Este aumento reduce la frecuencia cardiaca y el ensanchamiento de los vasos sanguíneos y las arterias con el fin de disminuir la presión arterial. Sin embargo, cuando la presión arterial disminuye, la actividad de los receptores se reduce. Esta reducción provoca un aumento de la frecuencia cardiaca y una vasoconstricción o estrechamiento de los conductos con el fin de elevar la tensión arterial. Estas reacciones ajustan la presión arterial en consecuencia para mantenerla en el rango normal.

El sistema de regulación de la presión arterial mantiene su presión arterial en un rango saludable. El corazón, el sistema nervioso, las hormonas y los riñones interactúan a través del sistema de regulación de la presión arterial. Su corazón y sus riñones trabajan juntos y pueden afectar a las condiciones del otro. Por lo tanto, si tiene una enfermedad renal, puede derivar en una enfermedad cardiaca y viceversa. De hecho, comparten muchos factores de riesgo, como la diabetes y la presión arterial alta.

El corazón bombea sangre a través de sus vasos sanguíneos, y la fuerza del flujo sanguíneo contra las paredes de los vasos es su presión arterial. Los riñones limpian su sangre y eliminan el exceso de sal y agua. Esta función los convierte en un factor importante en la regulación de su presión arterial.

También ayuda a controlar su volumen sanguíneo y el diámetro de los vasos sanguíneos.

Otras funciones del riñón que afectan a la presión arterial son la regulación de los electrolitos y la producción de hormonas. Sin los riñones, su sangre tendría demasiados desechos y agua. Sin el corazón, sus riñones no tendrían suficiente sangre que les aporte oxígeno para funcionar.

El impacto de la presión arterial alta en el riñón se produce por el estiramiento constante de los pequeños vasos sanguíneos de los túbulos renales. La tensión repetida en las paredes de los vasos puede causar cicatrices, lo que conduce a problemas renales. Las personas con enfermedad renal no utilizan el sistema renina-angiotensina-aldosterona (RAAS, por sus siglas en inglés) para regular la sangre.

El RAAS es un sistema hormonal que puede ayudar a regular la presión arterial y el volumen. Comparado con el reflejo barorreceptor, el RAAS es más lento pero constituye un medio a largo plazo para regular la presión arterial. El sistema RAAS depende de varias hormonas para aumentar el volumen sanguíneo y la resistencia periférica. Esta resistencia se utiliza para crear la presión arterial y el flujo sanguíneo. Cuando los vasos sanguíneos se contraen (vasoconstricción), aumenta la resistencia periférica; cuando los vasos sanguíneos se dilatan (vasodilatación), la resistencia periférica disminuye y también lo hace la presión arterial.

Cuando baja la presión arterial, el riñón segrega en el torrente sanguíneo una enzima llamada renina. Se libera cuando hay más sal en la sangre, menos flujo sanguíneo en el riñón o a través del sistema nervioso simpático. La renina es la responsable de producir la hormona angiotensina II.

La angiotensina II provoca vasoconstricción. Por lo tanto, el aumento de la angiotensina II puede provocar una presión arterial elevada. La angiotensina II pasa por diferentes conversiones, que comienzan como angiotensinógeno. La renina convierte el angiotensinógeno en angiotensina I, convertida finalmente por la enzima convertidora del angiotensinógeno (ECA) en angiotensina II.

Los nombres y términos pueden parecer confusos, pero no tiene que memorizarlos. Conocer y comprender cómo funciona su organismo puede ayudarle a entender su enfermedad y los medicamentos que puede utilizar para el tratamiento.

Estos procesos crean diferentes respuestas que alteran la presión arterial. La ECA, procedente principalmente de los pulmones, también elimina la bradicinina. La bradicinina es un vasodilatador, lo que significa que puede ensanchar el paso de la sangre. Si se reduce, se produce una vasoconstricción o estrechamiento de los conductos.

La hormona angiotensina II impulsará la liberación de la hormona aldosterona. La aldosterona hará que los riñones retengan más sal y agua, lo que se traduce en un aumento del volumen plasmático y de la presión arterial. Otra forma en que la angiotensina II puede aumentar el volumen plasmático es a través de la sed y la hormona antidiurética (ADH).

La aldosterona aumenta el sodio al tiempo que disminuye el potasio y el hidrógeno a través de su secreción en los riñones. Dado que puede aumentar la presión arterial a través de este proceso, varios medicamentos antihipertensivos actúan a través de la aldosterona.

Esta secuencia de reacciones se denomina sistema RAAS. Aumenta de forma eficaz y rápida la presión arterial para mantener un flujo sanguíneo adecuado a los órganos vitales. Dado que el sistema RAAS puede aumentar el volumen y la presión sanguínea, puede causar complicaciones en ciertos individuos si se vuelve hiperactivo.

El ciclo cardiaco vacía la sangre en las arteriolas a un ritmo uniforme, pero la presión arterial sufre variaciones naturales de un latido a otro. La presión arterial cambia en respuesta al estrés, los factores nutricionales, los fármacos, las enfermedades o la posición. El organismo regula la presión arterial mediante cambios en respuesta al gasto cardíaco y al volumen sistólico.

Cuando se levanta de repente después de estar acostado, su presión arterial aumenta temporalmente. Este aumento asegura que llegue suficiente sangre y oxígeno a su cerebro. Los cambios de posición pueden influir sin duda en su presión arterial.

Cuando está recostado, su corazón no tiene que bombear con tanta fuerza para hacer circular la sangre por todo su cuerpo. La mayoría de las partes de su cuerpo están al mismo nivel que su corazón, lo que explica que tenga una presión arterial más baja. Aunque existen pequeños cambios en la presión arterial, no hay un consenso médico sobre la diferencia entre posturas.

Un cambio notable en la presión arterial se produce al pasar de estar acostado a ponerse de pie. Ponerse de pie hace que la sangre se acumule en la parte inferior de su cuerpo. De ahí que su presión arterial descienda temporalmente. Esta caída ajusta su cuerpo haciendo que su corazón lata más rápido para bombear más sangre, aumentando su presión arterial. Ocasionalmente puede sentir esta caída repentina de la presión arterial al ponerse de pie; esto se denomina hipotensión ortostática.

Su presión arterial aumenta durante el ejercicio para ayudar a suministrar más oxígeno y nutrientes a sus músculos. Este aumento suele ser temporal. Su presión arterial debería volver gradualmente a la normalidad después del ejercicio. Durante el ejercicio, su presión arterial sistólica aumenta más que la diastólica. Su corazón bombea con más fuerza y rapidez para hacer circular la sangre hacia los músculos. Dado que la sistólica representa la presión cuando su corazón late y la diastólica es cuando el corazón descansa, puede ser preocupante si la presión arterial diastólica aumenta significativamente después de hacer ejercicio.

Durante el ejercicio, su presión arterial sistólica puede aumentar entre 160 y 220 mm Hg. Cualquier valor superior a 200 mm Hg debe consultarse con un profesional de la salud. Se considera que una persona con una presión arterial sistólica de hasta 250 mm Hg tiene hipertensión durante el ejercicio. No obstante, factores como la dieta, los fármacos y las afecciones médicas también pueden afectar a la respuesta de su corazón al ejercicio.

El índice cardíaco, o el volumen de sangre bombeada por el corazón por minuto, aumenta con el incremento de la frecuencia cardíaca. Esto también ocurre al hacer ejercicio. Los vasos sanguíneos se relajan y se ensanchan durante un esfuerzo intenso, compensando el aumento de la frecuencia cardíaca. Este proceso regula la cantidad de sangre y oxígeno que llega a los músculos. Sin embargo, los vasos sanguíneos se contraen cuando se realiza un esfuerzo, lo que aumenta la presión arterial.

Su presión arterial fluctúa como mecanismo compensatorio para ayudar a su organismo a funcionar correctamente. La regulación de la presión arterial tiene que mantener una presión lo suficientemente alta que permita el flujo de sangre a los órganos y tejidos, pero no demasiado alta como para causar daños. Cuando su cuerpo sufre hipertensión crónica, no se puede señalar una causa exacta. Se trata más bien de una consecuencia de la interacción de múltiples factores de riesgo.

Las arterias sanas son lisas y la sangre pasa por ellas con facilidad. Sin embargo, las grasas, el colesterol y el calcio pueden acumularse en las paredes internas. Esta acumulación, denominada placa, ralentiza el flujo sanguíneo o incluso puede llegar a bloquearlo. Las obstrucciones como la placa pueden hacer que los vasos sanguíneos sean demasiado estrechos y se endurezcan para funcionar correctamente. La presión arterial aumenta para compensar este problema. La tensión arterial sube para ayudar a empujar la sangre a través de los vasos, llevando un flujo sanguíneo adecuado a los órganos. Sin embargo, puede provocar graves problemas de salud si su organismo compensa constantemente los distintos problemas que afectan a su presión arterial.

Al principio no hay síntomas evidentes, pero pueden desarrollarse a medida que la placa se acumula en las arterias. Los signos habituales son molestias en el pecho, mareos o sudoración excesiva. Al haber menos riego sanguíneo en las piernas y los brazos, puede causar dolor y dificultad para caminar. Además, la obstrucción de las arterias puede provocar hipertensión, derrame cerebral o la muerte. Estas graves consecuencias nos muestran por qué es tan importante vigilar su presión arterial y mantener un estilo de vida saludable.

Un Corazón Sobrecargado: Definición y Causas de la Presión Arterial Alta

Hipertensión es un término médico para referirse a la presión arterial alta crónica. La presión arterial alta o hipertensión se produce cuando la fuerza de la sangre que empuja a través de sus vasos es constantemente demasiado alta. Los vasos sanguíneos o las arterias crean resistencia al flujo sanguíneo cuando se estrechan. Este efecto provoca un aumento de la presión arterial.

Casi la mitad de los adultos estadounidenses podrían ser diagnosticados de hipertensión. Se desarrolla gradualmente a lo largo de varios años sin que se note. Sin embargo, incluso sin síntomas, la hipertensión puede causar daños graves si se deja sin tratar. La detección temprana puede hacerse con lecturas regulares de la presión arterial. Es importante conocer las lecturas de su presión arterial. Es posible que su médico le pida que revise su presión arterial cada pocas semanas o a diario, dependiendo de su estado.

La presión arterial alta provoca daños en sus tejidos y órganos. Comienza en sus arterias y su corazón. Su hipertensión causa daños al aumentar la carga de trabajo del corazón y los vasos sanguíneos, haciéndolos menos eficientes. Este efecto daña gradualmente las paredes internas de las arterias. Si el daño se prolonga, su hipertensión empeora, dando lugar a otras enfermedades perjudiciales.

La lectura de su presión arterial consta de dos números. El número superior es la presión arterial sistólica cuando su corazón late y bombea sangre. El número inferior es la presión diastólica cuando su corazón descansa entre latidos.

Actualmente existen cinco categorías que definen las lecturas de la presión arterial.

- **Saludable** – se presenta con una lectura de la presión arterial inferior a 120/80 mm Hg.

- **Elevada** – está entre 120-129 mm Hg para la cifra superior y menos de 80 mm Hg para la inferior. Para esta categoría se recomiendan cambios en el estilo de vida.

- **Hipertensión en fase 1** – tiene una presión sistólica entre 130-139 mm Hg y una presión diastólica entre 80-89 mm Hg.

- **Hipertensión en fase 2** – tiene una lectura igual o superior a 140/90 mm Hg.

- **Crisis hipertensiva** – es cuando su lectura es superior a 180/120 mm Hg. Una presión arterial dentro de estas cifras significa que necesita atención médica urgente.

También existen diferentes tipos de hipertensión, denominados hipertensión primaria e hipertensión secundaria. Ambas son el resultado de una presión arterial elevada. La diferencia entre ambas radica en las causas relacionadas con cada una. La hipertensión primaria no tiene una causa concluyente o conocida, mientras que la secundaria sí. No obstante, ambas acarrean graves consecuencias si no se tratan.

Existen diferencias clave entre ambas. La hipertensión primaria se da con más frecuencia que la secundaria. Diversos factores de riesgo aumentan las probabilidades de desarrollarla con el paso de los años. A diferencia de la hipertensión primaria, la hipertensión secundaria es poco frecuente y repentina. Además, está causada por afecciones subyacentes. El plan de tratamiento para ambas puede adoptar un enfoque diferente por parte de su proveedor de atención médica. En cualquier caso, un estilo de vida saludable es vital para ambas.

Hipertensión primaria

La hipertensión primaria también se conoce como hipertensión idiopática o esencial. Es un tipo de hipertensión con múltiples factores y no tiene una causa definida. La mayoría de las personas con presión arterial alta tienen este tipo de hipertensión. Se considera hipertensión primaria si no existe ninguna de las causas subyacentes de la hipertensión secundaria. Su médico revisará su historial médico y su medicación para descartar esta posibilidad.

Según la Organización Mundial de la Salud, entre el 90 y el 95% de los adultos tienen hipertensión primaria. Se desarrolla gradualmente a lo largo de los años debido a diversos factores. Dado que la hipertensión primaria no se debe a otra afección médica, se consideran muchas causas para controlarla.

Los factores de riesgo incluyen:
- Edad (común en mayores de 65 años)
- Antecedentes familiares o genes
- Raza
- Dieta (consumo elevado de sal)
- Obesidad o sobrepeso
- Estilo de vida sedentario o estar inactivo
- Estrés
- Consumo de alcohol
- Consumo de cigarrillos

Hipertensión secundaria

La hipertensión secundaria se desarrolla a partir de una afección subyacente, una enfermedad o un efecto secundario de la medicación. Cuando la presión arterial alta está causada por una afección directa o distinta, se considera hipertensión secundaria. Según el Instituto Nacional de Salud, este tipo poco frecuente de hipertensión se da solo en el 2-10% de las personas con presión arterial alta crónica. También se conoce como hipertensión resistente.

Las causas comunes que se asocian a ella son:

- Enfermedad renal (los daños en los riñones pueden desencadenar la producción de renina)

- Enfermedad tiroidea

- Enfermedad suprarrenal (provoca un desequilibrio hormonal)

- Apnea obstructiva del sueño

- Anticonceptivos orales o píldoras anticonceptivas

- Antiinflamatorios no esteroideos (como la aspirina o el ibuprofeno)

- Antidepresivos

- Descongestionantes

- Estimulantes

Tanto la hipertensión primaria como la secundaria suelen presentarse sin síntomas específicos. Sin embargo, existen algunos indicios de hipertensión secundaria, como los siguientes:

- Usted es resistente a los medicamentos para la presión arterial o estos dejan de ser eficaces.

- Desarrolla hipertensión repentinamente con síntomas bruscos.

- Niveles bajos de potasio y altos de calcio.

- Niveles elevados de creatinina.

- Si su riesgo es bajo pero su presión arterial es demasiado alta. No obstante, las personas que corren un riesgo elevado pueden seguir desarrollando presión arterial alta a través de la hipertensión secundaria.

Tanto la hipertensión primaria como la secundaria pueden existir cuando se produce un empeoramiento repentino de la presión arterial. Si se considera que existe una causa secundaria, su médico puede realizarle pruebas adicionales como una ecografía renal y cardíaca, un electrocardiograma y un análisis de colesterol. Los signos físicos que indican hipertensión secundaria incluyen cambios de peso, hinchazón, crecimiento anormal del vello y estrías alrededor del abdomen.

Además, las opciones de tratamiento de la hipertensión secundaria se centran en los problemas subyacentes diagnosticados, como los problemas renales. Si está causada por un medicamento, puede recomendarse una alternativa. La hipertensión secundaria tiene una perspectiva positiva con tratamiento, sobre todo si se detecta temprano. Solo durará mientras usted tenga la enfermedad secundaria.

La mayoría de los casos de hipertensión no suelen tener síntomas, aunque su presión arterial llegue a ser peligrosamente alta. Por eso se la suele llamar el asesino silencioso. Puede causar daños en el organismo sin que usted se dé cuenta hasta que su estado sea grave o se produzca un infarto. Además, puede tener la presión arterial alta durante años sin presentar síntomas. Causa silenciosamente daños que amenazan su vida.

Algunas personas que experimentan síntomas pueden tener dolores de cabeza, dificultad para respirar o hemorragias nasales. No obstante, los síntomas que se producen varían. No son específicos y se producen cuando su presión arterial alta se encuentra en una fase que pone en peligro su vida. Según la Asociación Americana del Corazón, las hemorragias nasales y los dolores de cabeza no se producen hasta que alguien se encuentra en una crisis hipertensiva.

Dado que muchas personas no son conscientes de que tienen la presión arterial descontrolada, es importante que un profesional sanitario les revise la tensión con regularidad. Cuando visite un hospital o a su médico, primero le tomarán la lectura de la presión arterial. Esto sirve para asegurar que se encuentra dentro de un rango saludable. También ayuda a detectar temprano cualquier problema potencial.

Los exámenes físicos anuales y el mantenimiento preventivo son importantes para controlar la presión arterial. Puede ayudar a detectar y tratar posibles problemas antes de que se agraven. Su proveedor de atención médica puede hablarle de sus riesgos y de otras lecturas que le ayuden a controlar su presión arterial.

La hipertensión puede causar diversos daños en el organismo. Las complicaciones con sus órganos y otras funciones corporales interferirán en su calidad de vida. El daño que puede infligir la presión arterial alta puede provocar complicaciones potencialmente mortales. A menudo tiene un efecto dominó de consecuencias en su salud. La hipertensión arterial puede provocar lo siguiente:

Daños en el corazón y las arterias

La presión arterial alta sobrecarga el corazón, lo que provoca su agrandamiento y otros problemas. Aumenta la carga de trabajo de su sistema circulatorio, que no consigue suministrar sangre con eficacia. Las arterias deben ser flexibles, fuertes y elásticas, mientras que la sangre debe fluir sin problemas a través de ellas. Debería suministrar eficazmente nutrientes y oxígeno a su organismo.

- Ataque al corazón – la presión arterial alta estrecha y endurece las arterias, lo que aumenta el riesgo de sufrir un ataque al corazón.

- Insuficiencia cardíaca – la tensión que soporta el corazón puede hacer que el músculo cardíaco se debilite y falle.

- Enfermedad arterial coronaria – cuando el suministro de sangre al corazón se fe afectado por una disminución del flujo sanguíneo, se produce dolor en el pecho (angina de pecho) o ritmos cardíacos irregulares (arritmias).

- Enfermedad arterial periférica (EAP) – las arterias dañadas pueden provocar aterosclerosis. Esta afección limita el flujo sanguíneo a las piernas, los brazos, el estómago y la cabeza, provocando dolor y fatiga.

- Arterias dañadas y angostas – las arterias dañadas pueden acumular grasas o placa, haciendo que las paredes arteriales se estrechen y endurezcan.

- Aneurisma – se produce cuando una sección de la pared de una arteria se agranda y forma una protuberancia. Esta protuberancia o aneurisma puede romperse y provocar una hemorragia interna.

Daños al cerebro

El cerebro necesita un aporte de sangre y oxígeno para funcionar correctamente. La presión arterial alta y los problemas cardíacos pueden causar daños cerebrales potencialmente mortales.

- Apoplejía – si su hipertensión empeora, los vasos sanguíneos del cerebro se dañan. Los vasos sanguíneos obstruidos del cerebro bloquean el flujo sanguíneo, lo que provoca una apoplejía o ictus.

- Accidente isquémico transitorio (AIT) – a veces se denomina mini accidente cerebrovascular, que también es una señal de advertencia de un accidente cerebrovascular en toda la regla. El AIT es una interrupción breve y temporal del suministro de sangre al cerebro debido al endurecimiento de las arterias o a la formación de coágulos.

- Demencia – cuando el flujo sanguíneo al cerebro es limitado, conduce a la demencia vascular.

- Deterioro cognitivo leve – es la transición entre la parte normal del envejecimiento y la demencia, que afecta a la comprensión y la memoria.

Daño a los riñones

La hipertensión afecta al papel crucial del riñón en el filtrado de la sangre, que requiere unos vasos sanguíneos sanos.

- Cicatrización renal – se produce cuando los diminutos vasos sanguíneos unidos al riñón se cicatrizan, lo que conduce a la insuficiencia renal. También se conoce como glomeruloesclerosis.

- Insuficiencia renal – la presión arterial alta puede dañar las arterias de los riñones. Cuando la sangre no se filtra correctamente, se acumulan en ella niveles peligrosos de líquidos y desechos.

Daños en los ojos

Los ojos tienen vasos sanguíneos diminutos y delicados. Si estos vasos se tensan o se dañan, puede ocurrir lo siguiente:

- Retinopatía – está causada por vasos sanguíneos dañados en la retina. La retina es el tejido sensible a la luz situado en la parte posterior de los ojos. Esto puede provocar hemorragias, visión borrosa y pérdida total de visión.

- Coroidopatía – es la acumulación de líquido bajo la retina, lo que provoca una visión distorsionada. También puede causar cicatrices.

- Neuropatía óptica – también se conoce como daño nervioso. El nervio óptico puede dañarse cuando se bloquea el flujo sanguíneo, lo que provoca hemorragias y pérdida de visión.

Disfunción sexual

La hipertensión puede reducir el flujo sanguíneo al cuerpo, incluidos los genitales. Su función se ve afectada debido a la limitación del flujo sanguíneo y de oxígeno..

- Disfunción eréctil – Los hombres pueden tener dificultades para mantener o tener una erección a medida que envejecen. La presión arterial alta aumenta el riesgo de que experimenten este problema.

- Disminución de la libido – las mujeres pueden experimentar una disminución del deseo sexual, sequedad vaginal y dificultad para tener un orgasmo..

La prevalencia de la hipertensión por grupos de edad

La prevalencia de la hipertensión es un importante reto de salud pública en Estados Unidos por sus consecuencias en la calidad de vida de las personas. El número de adultos con hipertensión en 2015-2016 fue del 29%. Esta cifra aumenta con la edad, ya que es un factor de riesgo para la hipertensión arterial. El 7.5% de los adultos entre 18-39 años tenían hipertensión. Entre los 40 y los 59 años, aumentó al 33.2%. Por último, los mayores de 60 años tenían una prevalencia de hipertensión del 63.1%.

Medición y diagnóstico

Medirse la presión arterial es una rutina importante que debe aprender. Monitorearla constantemente le ayuda a controlar su presión arterial. Puede pedir a un familiar que le ayude a llevar la cuenta. A menudo encontramos personas mayores que se miden repetidamente la presión arterial cuando se sienten angustiadas. En la mayoría de los casos, es mejor calmarles antes de tomar esa lectura. La siguiente información le servirá de guía para medir la presión arterial de otra persona o la suya propia:

La lectura de la presión arterial se realiza con un brazalete o esfigmomanómetro. El médico utiliza este dispositivo similar a una correa para obtener una lectura más precisa.

La lectura de la presión arterial evalúa la fuerza ejercida sobre las arterias. Se mide en milímetros de mercurio (mm Hg), incluyendo las dos lecturas siguientes:

- La presión arterial sistólica se encuentra en primer lugar o en la parte superior de la denominación. La presión sistólica es la fuerza que se ejerce en el interior de las paredes arteriales cuando late el corazón.

- La presión arterial diastólica es la segunda denominación o la más baja en una lectura de presión arterial. La presión diastólica se produce cuando el corazón está en reposo.

Una medición de la presión arterial puede servir para diagnosticar la hipertensión en sus fases tempranas. La hipertensión arterial no suele tener señales ni síntomas de advertencia, por lo que medirse la presión arterial con regularidad ayuda a recibir un tratamiento temprano.

Es la prueba principal para detectar la hipertensión en un paciente. La medición de la presión arterial suele ser necesaria cuando se somete a una revisión periódica en el médico o en el hospital. Se recomienda que los adultos se hagan la prueba de la presión arterial cada pocos años o anualmente si corren riesgo.

Es posible que conozca estos pasos para medir la presión arterial si ha estado en el hospital o en una revisión médica:

- Una enfermera o profesional de la salud le pedirá que se siente en una silla con los pies apoyados en el suelo.

- Su brazo debe descansar sobre una mesa a la altura de su corazón.

- El brazalete para la presión arterial se envuelve alrededor de la parte superior de su brazo para que quede bien ajustado, con el borde inferior del brazalete colocado justo por encima del codo.

- Utilizando una pequeña bomba manual o un botón, se inflará el brazalete envuelto alrededor de su brazo.

- Si se utiliza un esfigmomanómetro manual, su médico utilizará un estetoscopio para escuchar su flujo sanguíneo y su pulso.

- Mientras el manguito se infla, se apretará alrededor de su brazo. Y a medida que se desinfla, la presión arterial desciende.

- Cuando la presión arterial desciende, lo primero que se oye es el sonido de la sangre al pulsar. Esto se registra como presión sistólica.

- El sonido de la sangre pulsando desaparece y el aire del manguito se libera. Una vez que el sonido cesa por completo, se registra como presión diastólica.

- Un dispositivo automatizado mostrará una lectura digital después de inflarse y desinflarse por sí solo.

Su presión arterial puede verse ligeramente afectada por factores como los medicamentos, la cafeína, la actividad física, el estado emocional y la hora del día. No obstante, no hay que prepararse antes de tomarse la presión arterial. Se recomienda controlar su presión arterial con frecuencia, sobre todo por la mañana al despertarse.

Después de tomarse la presión arterial, debe anotar los resultados. En él anotará su presión sistólica y diastólica. Puede revisar la tabla de las categorías de hipertensión para determinar si su presión arterial está bajo control. Su médico le proporcionará un diagnóstico y un plan de tratamiento basados en las lecturas de su presión arterial. Si lleva un registro de su tensión arterial en casa, es una buena práctica llevar un cuaderno para anotar sus lecturas y traerlas a las visitas con su médico o farmacéutico.

El diagnóstico de presión arterial elevada se determina con dos o más lecturas de la tensión arterial. Es posible que le recomienden un seguimiento domiciliario con un aparato automático de presión arterial. Sin embargo, seguirá estando obligado a visitar a su médico con regularidad. El control de su presión arterial le ayudará a actualizar u optimizar su tratamiento.

Si sospecha que usted o un miembro de su familia tiene la presión arterial alta, debe concertar una cita con el médico. Tomarse la presión arterial solo lleva unos minutos. La toma de la presión arterial es un procedimiento indoloro. Sin embargo, pueden solicitarse otras pruebas y procedimientos. Su médico revisará las causas de la presión arterial alta y evaluará el riesgo derivado de la enfermedad o del tratamiento. Los procedimientos y pruebas incluidos en el diagnóstico son:

- Análisis de sangre o hemograma completo (CBC)

- Electrolitos

- Nitrógeno ureico en sangre (BUN)

- Niveles de creatinina (para evaluar problemas renales)

- Perfil lipídico para el colesterol

- Prueba de glucosa para el azúcar en sangre

- Pruebas especiales para hormonas (para evaluar problemas suprarrenales o de tiroides)

- Análisis de orina para electrolitos y hormonas

- Examen ocular con oftalmoscopio (para evaluar daños oculares)

- Ecografía de los riñones

- Tomografía computarizada del abdomen

Para las personas con hipertensión grave, los daños en el corazón o los vasos sanguíneos deben determinarse con las siguientes pruebas:

- Electrocardiograma (ECG) – detecta la actividad eléctrica del corazón. El ECG evalúa los daños en los músculos del corazón.

- Ecocardiograma – examen ecográfico del corazón a través del tórax. Un ecocardiograma detectará anomalías en el tamaño del corazón, la pared cardiaca, la válvula cardiaca y los coágulos sanguíneos. Además, puede medir la fuerza del músculo cardiaco. Es más completo que el ECG pero también es costoso.

- Radiografía de tórax: un procedimiento sencillo que proporciona una estimación del tamaño del corazón.

- Ecografía Doppler: revisa el flujo sanguíneo a través de las arterias de brazos, piernas, manos y pies. Detecta la enfermedad vascular periférica causada por el estrechamiento de las arterias.

Dado que la hipertensión no suele tener síntomas, su médico le preguntará por su historial médico, medicamentos actuales, antecedentes familiares, vicios y otros factores de riesgo. Además, le realizará un examen físico utilizando un estetoscopio. Por otra parte, su doctor escuchará los latidos de su corazón para detectar cualquier anomalía. También pueden revisar su pulso para ver si es débil o está ausente.

Ahora que tiene unos conocimientos sólidos sobre la presión arterial y la hipertensión, es importante que profundice en los factores de riesgo que contribuyen a desarrollar una presión arterial alta.

2

¿Qué Le Pone En Riesgo De Padecer Presión Arterial Alta?

¿Sabía que la hipertensión afecta a más del 30% de la población adulta mundial, afectando a más de mil millones de personas? Es el principal factor de riesgo de diversas afecciones cardiovasculares, como la cardiopatía coronaria y el infarto, así como la enfermedad renal crónica, la insuficiencia cardiaca, la arritmia y la demencia.

En este capítulo, le guiaré a través de los factores de riesgo asociados a la hipertensión. Siga leyendo para descubrir cómo usted, o alguien a quien aprecia, podría estar albergando hábitos que están afectando a su salud.

Factores de riesgo de la presión arterial alta

Comprender los factores de riesgo de la presión arterial alta es esencial para prevenir y tratar eficazmente la hipertensión. Diversos factores contribuyen al riesgo de que un individuo desarrolle presión arterial alta, como la edad, el sexo, la genética y las elecciones de estilo de vida. Al conocer en profundidad estos factores de riesgo, las personas pueden tomar decisiones informadas para minimizar su riesgo y mantener una salud cardiovascular óptima.

1. **Edad**: El riesgo de desarrollar presión arterial alta aumenta a medida que envejecemos. Con el tiempo, los vasos sanguíneos pueden perder su elasticidad, lo que puede contribuir a aumentar

la resistencia y los niveles de presión arterial. Según la Asociación Americana del Corazón, casi dos tercios de los adultos mayores de 60 años tienen la presión arterial alta. Sin embargo, las personas más jóvenes no son inmunes a la hipertensión, y es esencial controlar los niveles de presión arterial y adoptar hábitos de vida saludables a una edad temprana.

2. **Género**: Existen diferencias en la prevalencia de la presión arterial alta entre hombres y mujeres. Por lo general, los hombres son más propensos a desarrollar hipertensión a una edad más temprana, mientras que el riesgo de las mujeres aumenta significativamente después de la menopausia. Se cree que el estrógeno desempeña un papel protector contra la hipertensión en las mujeres premenopáusicas, pero esta protección disminuye con la edad. Independientemente del género, es crucial ser proactivo en el control de la presión arterial y adoptar cambios en el estilo de vida que promuevan la salud del corazón.

3. **Genética**: Los antecedentes familiares y la genética pueden influir significativamente en el riesgo de un individuo de desarrollar presión arterial alta. Si uno de sus padres o ambos tienen hipertensión, su riesgo de desarrollar la enfermedad es mayor. Aunque no puede cambiar su predisposición genética, conocer sus antecedentes familiares puede ayudarle a tomar decisiones más informadas sobre su estilo de vida y su atención sanitaria para mitigar su riesgo.

4. **Factores del estilo de vida**: Una amplia gama de factores relacionados con el estilo de vida pueden contribuir a la hipertensión arterial, entre ellos:

a. **Mala alimentación**: Consumir una dieta rica en sal, grasas saturadas y alimentos procesados puede aumentar los niveles de presión arterial. Adoptar una dieta cardiosaludable, como la dieta DASH (siglas en inglés de Enfoques Dietéticos para Detener la Hipertensión), que hace hincapié en los cereales integrales, las frutas, las verduras, las proteínas magras y los productos lácteos bajos en grasa, puede ayudar a reducir la presión arterial y a mantener una salud cardiovascular óptima.

b. **Inactividad física**: Llevar un estilo de vida sedentario puede contribuir al aumento de peso, la disminución del estado cardiovascular y el aumento de los niveles de presión arterial. Practicar una actividad física regular, como caminar, nadar o montar en bicicleta, puede ayudar a reducir la presión arterial, mejorar la salud del corazón y promover el bienestar general.

c. **Consumo excesivo de alcohol:** Beber alcohol con moderación (una bebida al día para las mujeres y hasta dos bebidas al día para los hombres) puede tener algunos beneficios cardiovasculares. Sin embargo, un consumo excesivo de alcohol puede provocar un aumento de peso, daños en el hígado y un incremento de los niveles de presión arterial. Limitar el consumo de alcohol puede ayudar a prevenir la hipertensión y promover una mejor salud general.

d. **Estrés**: El estrés crónico puede elevar los niveles de presión arterial al provocar la liberación de hormonas del estrés, que pueden contraer los vasos sanguíneos y aumentar la frecuencia cardiaca. Desarrollar técnicas eficaces de control del estrés, como ejercicios de respiración profunda, meditación y yoga, y dedicarse a aficiones o actividades que fomenten la relajación y el disfrute, puede ayudar a controlar la presión arterial y promover el bienestar general.

Aparte de estos, la obesidad, un estilo de vida sedentario, el consumo de tabaco, el tabaquismo y ciertas afecciones médicas son todos ellos factores de riesgo importantes. Profundicemos en estos factores de riesgo y su impacto en la hipertensión:

1. **Obesidad**: El exceso de peso corporal, sobre todo alrededor del abdomen, aumenta el riesgo de sufrir presión arterial alta. La obesidad puede hacer que el corazón trabaje más para bombear la sangre, lo que provoca un aumento de la presión en las paredes arteriales. Además, la obesidad suele asociarse a otros problemas de salud como la apnea del sueño, la diabetes y el colesterol alto, que pueden contribuir aún más a la hipertensión. Aplicar un plan de pérdida de peso mediante cambios dietéticos saludables y actividad física regular puede ayudar a bajar la presión arterial y reducir el riesgo de complicaciones.

2. **Estilo de vida sedentario**: La falta de actividad física puede provocar un aumento de peso y una disminución de la aptitud cardiovascular, factores ambos que contribuyen a la hipertensión arterial. La inactividad física también puede provocar el debilitamiento del músculo cardiaco, lo que puede conducir a una acción de bombeo menos eficaz y a una presión arterial elevada. Incorporar el ejercicio regular a su rutina diaria puede mejorar la salud del corazón, reducir la tensión arterial y promover el bienestar general.

3. **Consumo de tabaco**: El consumo de tabaco, incluido fumar y los productos de tabaco sin humo, puede provocar un aumento temporal de la presión arterial y dañar el sistema cardiovascular con el tiempo. Las sustancias químicas presentes en el tabaco pueden estrechar los vasos sanguíneos y aumentar la rigidez arterial, lo que provoca niveles elevados de presión arterial. Dejar de consumir tabaco y evitar la exposición al humo de segunda mano puede reducir significativamente el riesgo de hipertensión y sus complicaciones asociadas.

4. **Fumar**: Al igual que el consumo de tabaco, fumar puede provocar aumentos de la presión arterial tanto a corto como a largo plazo.

La nicotina de los cigarrillos puede contraer los vasos sanguíneos, aumentar la frecuencia cardiaca y elevar la presión arterial temporalmente. Con el tiempo, fumar puede dañar los vasos sanguíneos y contribuir al desarrollo de la aterosclerosis, aumentando aún más el riesgo de hipertensión. Dejar de fumar es una de las formas más eficaces de reducir la presión arterial y mejorar la salud cardiovascular.

5. **Apnea del sueño**: La apnea del sueño es una afección médica caracterizada por interrupciones repetidas de la respiración durante el sueño, lo que provoca una disminución de los niveles de oxígeno en la sangre. Esto puede provocar la liberación de hormonas del estrés, un aumento de la frecuencia cardiaca y una presión arterial elevada. Tratar la apnea del sueño con una terapia de presión positiva continua en las vías respiratorias (CPAP) u otras intervenciones adecuadas puede ayudar a bajar la presión arterial y reducir el riesgo de complicaciones relacionadas con la hipertensión.

6. **Enfermedad renal**: Los riñones desempeñan un papel crucial en la regulación de la presión arterial filtrando la sangre y eliminando el exceso de sal y agua. Cuando los riñones están dañados o no funcionan correctamente, pueden ser incapaces de eliminar el exceso de sal y agua de forma eficaz, lo que provoca un aumento del volumen sanguíneo y una presión arterial elevada. Un tratamiento adecuado de la enfermedad renal, que incluya medicación y cambios en el estilo de vida, puede ayudar a controlar la tensión arterial y prevenir daños renales mayores.

7. **Diabetes**: Las personas con diabetes corren un mayor riesgo de desarrollar presión arterial alta debido a los efectos de los niveles elevados de azúcar en sangre sobre los vasos sanguíneos y los

riñones. Con el tiempo, un nivel elevado de azúcar en sangre puede dañar los vasos sanguíneos, haciéndolos menos flexibles y más propensos a estrecharse, lo que provoca un aumento de la tensión arterial. Además, la diabetes puede afectar a la función renal, contribuyendo aún más a la hipertensión. Controlar la diabetes mediante medicación, dieta y ejercicio es esencial para mantener unos niveles de presión arterial saludables y prevenir complicaciones.

La comprensión y el tratamiento de estos factores de riesgo pueden reducir significativamente el riesgo de un individuo de desarrollar presión arterial alta y sus complicaciones asociadas. Adoptando un estilo de vida saludable, manteniéndose físicamente activo, manteniendo una dieta equilibrada, controlando el estrés y limitando el consumo de alcohol, las personas pueden controlar eficazmente sus niveles de presión arterial y mejorar su salud cardiovascular en general.

En esencia, tomar el control del propio estilo de vida y comprender los diversos factores de riesgo de la hipertensión arterial es fundamental para la prevención y el control eficaces de la hipertensión. Tomando decisiones informadas sobre la dieta, el ejercicio, el control del estrés y otros factores del estilo de vida, las personas pueden reducir el riesgo de desarrollar hipertensión arterial y mantener una salud cardiovascular óptima. Las revisiones periódicas con un profesional sanitario también pueden ayudar a identificar de forma temprana cualquier problema potencial y asegurar que se apliquen las intervenciones adecuadas para mantener una presión arterial saludable.

Factores de apoyo

Los factores ambientales también pueden contribuir al desarrollo de la presión arterial alta, como el estrés, ciertos medicamentos y el embarazo.

Comprender el impacto de estos factores en los niveles de presión arterial es esencial para una gestión y prevención eficaces de la hipertensión.

1. **Estrés**: El estrés crónico puede tener un impacto significativo en la presión arterial al provocar la liberación de hormonas del estrés, que pueden constreñir los vasos sanguíneos y aumentar la frecuencia cardiaca. Mientras que el estrés a corto plazo puede provocar picos temporales en la presión arterial, el estrés a largo plazo puede contribuir a una hipertensión sostenida. Es importante identificar y controlar los factores estresantes de la propia vida para mantener unos niveles de presión arterial saludables.

2. **Medicación**: Ciertos medicamentos pueden contribuir a la hipertensión arterial, ya sea como efecto secundario directo o a través de interacciones con otros medicamentos o sustancias. Entre los medicamentos más comunes que pueden afectar a la presión arterial se encuentran los descongestionantes, los antiinflamatorios no esteroideos (AINE), los anticonceptivos orales y ciertos antidepresivos. Es fundamental que hable de los posibles efectos secundarios e interacciones con su médico antes de empezar a tomar cualquier medicamento nuevo y que vigile de cerca su presión arterial mientras tome medicamentos que puedan afectarla. Si sospecha que un medicamento puede estar contribuyendo a su presión arterial alta, hable con su proveedor de atención sanitaria sobre posibles alternativas o ajustes en su plan de tratamiento.

3. **Embarazo**: La hipertensión arterial puede desarrollarse durante el embarazo, ya sea como una afección preexistente (hipertensión crónica) o como una complicación relacionada con el embarazo (hipertensión gestacional o preeclampsia). Las mujeres embarazadas con presión arterial alta corren un mayor riesgo de complicaciones tanto para ellas como para sus bebés, como parto

prematuro, bajo peso al nacer y desprendimiento de la placenta. Es esencial que las mujeres con presión arterial alta reciban una atención prenatal adecuada y colaboren estrechamente con sus proveedores de cuidados médicos para vigilar y controlar su presión arterial a lo largo del embarazo. En algunos casos, puede prescribirse medicación para ayudar a controlar los niveles de presión arterial, mientras que en otros pueden recomendarse cambios en el estilo de vida, como modificaciones en la dieta y ejercicio.

4. **Factores ambientales:** La exposición a determinados factores medioambientales, como la contaminación atmosférica y acústica, se ha relacionado con un aumento de los niveles de presión arterial. La exposición prolongada a la contaminación atmosférica, en particular a las partículas, puede causar inflamación y estrés oxidativo, lo que provoca daños en los vasos sanguíneos y eleva la presión arterial. Del mismo modo, la exposición crónica a altos niveles de ruido, especialmente durante la noche, puede contribuir al estrés y alterar los patrones de sueño, dos factores que pueden repercutir en la presión arterial. Para minimizar los efectos de estos factores ambientales sobre la presión arterial, considere la posibilidad de utilizar purificadores de aire, auriculares con cancelación de ruido u otras estrategias para reducir la exposición a la contaminación atmosférica y acústica.

Recuerde que comprender la importancia de la presión arterial, sus factores de riesgo y el papel de los factores ambientales es crucial para controlar eficazmente la hipertensión. Adoptando un estilo de vida saludable, abordando los posibles factores de riesgo y permaneciendo alerta sobre el impacto del estrés, la medicación y el embarazo en los niveles de tensión arterial, las personas pueden reducir significativamente el riesgo de desarrollar hipertensión arterial y sus complicaciones asociadas.

En el próximo capítulo, exploraremos diversos medicamentos y estrategias para evitar posibles interacciones con otros fármacos o suplementos. Mantenerse informado y colaborar estrechamente con su profesional sanitario le permitirá encontrar el mejor plan de tratamiento para controlar su presión arterial alta y mejorar su bienestar general.

3

Medicamentos Para Controlar La Presión Arterial Alta

A medida que nos embarcamos en este nuevo capítulo de nuestro viaje juntos, me gustaría dedicar un momento a hablar de la diversa gama de medicamentos disponibles para el control de la hipertensión arterial y ofrecer algunas orientaciones para mantenerse alejado de las interacciones perjudiciales entre medicamentos. Puede que le sorprenda saber que el uso simultáneo de varios medicamentos, un fenómeno conocido como polifarmacia, puede aumentar significativamente la probabilidad de experimentar reacciones adversas.

Es un hecho curioso que cuantos más medicamentos introducimos en nuestro organismo, mayores son las probabilidades de encontrar interacciones farmacológicas perjudiciales. Los estudios han demostrado que los pacientes que toman entre cinco y nueve medicamentos se enfrentan a un 50% de probabilidades de experimentar una interacción farmacológica adversa. Aún más asombroso es que este riesgo se dispara a un completo 100% cuando un individuo toma veinte o más medicamentos simultáneamente.

Además, como afirma Health Research Funding (Financiación de la Investigación Sanitaria), casi el 30% de todos los ingresos en hospitales pueden atribuirse a la polifarmacia, lo que la convierte en la quinta causa de muerte en Estados Unidos. Eso es correcto: el consumo excesivo de medicamentos puede suponer un riesgo grave y potencialmente mortal para nuestro bienestar.

A medida que profundicemos en este capítulo, mi objetivo es proporcionar información original y detallada sobre el control de la presión arterial alta mediante diversos medicamentos. Recuerde la importancia de la vigilancia y la precaución a la hora de evitar el peligroso territorio de las interacciones nocivas entre medicamentos.

Los medicamentos desempeñan sin duda un papel vital en la búsqueda del control de la presión arterial alta, un problema de salud generalizado y potencialmente grave. La presión arterial alta, si no se trata, puede provocar diversas complicaciones, como enfermedades cardíacas, derrames cerebrales e insuficiencia renal. Es importante identificar los medicamentos más eficaces para controlar esta afección.

Existen varios medicamentos para tratar la presión arterial alta, cada uno de los cuales actúa a través de mecanismos distintos para mantener unos niveles saludables de la tensión arterial. Algunos de estos medicamentos funcionan reduciendo el volumen de líquido dentro del cuerpo, disminuyendo así la presión ejercida sobre los vasos sanguíneos. Otros actúan relajando los vasos sanguíneos, permitiendo un flujo sanguíneo más fluido y reduciendo la presión. Otra categoría de medicamentos para la hipertensión arterial actúa sobre hormonas específicas que contribuyen a elevar la presión arterial, bloqueando eficazmente su impacto.

Colaborar estrechamente con un profesional de la salud es esencial para determinar el medicamento o la combinación de medicamentos más adecuados y adaptados a las necesidades únicas de cada persona. Los proveedores de atención médica poseen la experiencia necesaria para evaluar el historial médico de cada paciente, su estado de salud actual y otros factores que pueden influir en la elección de la medicación. Es crucial recordar que el control de la presión arterial alta no es un enfoque único para todos, y un profesional sanitario puede ayudar a determinar el plan de tratamiento más eficaz para cada persona.

Una vez recetada la medicina o la combinación de medicinas adecuada, es importante seguir al pie de la letra las instrucciones del profesional de la salud. Esto incluye tomar los medicamentos según lo prescrito, respetar las dosis recomendadas y mantener un horario constante. Desviarse del régimen prescrito puede reducir la eficacia y agravar potencialmente la enfermedad subyacente.

Además de seguir el plan de tratamiento prescrito, es crucial vigilar cualquier posible efecto secundario o interacción con otros medicamentos. Como ya se ha comentado, el riesgo de interacciones farmacológicas perjudiciales aumenta con el número de medicamentos que se toman simultáneamente. En consecuencia, es vital mantener una comunicación abierta con su proveedor de atención sanitaria sobre todos los medicamentos que esté tomando actualmente, incluidos los de venta libre, los suplementos y los remedios a base de plantas. Esto permitirá al proveedor de atención sanitaria evaluar el potencial de interacciones y ajustar el régimen de medicación si es necesario.

Además, es esencial ser proactivo a la hora de identificar e informar de cualquier efecto secundario que pueda surgir mientras se toman medicamentos para la presión arterial alta. Algunos efectos secundarios pueden ser temporales y resolverse de forma independiente, mientras que otros pueden ser más graves y requerir intervención médica. Si vigila de cerca la respuesta de su organismo a los medicamentos, podrá ayudar a su proveedor de atención sanitaria a tomar decisiones informadas sobre su plan de tratamiento y asegurar su seguridad y bienestar.

¿Cómo actúan los medicamentos para la presión arterial?

Los medicamentos para la presión arterial, conocidos como antihipertensivos, están diseñados para regular y reducir la hipertensión arterial. Estos medicamentos funcionan a través de varios mecanismos, dirigiéndose a diferentes aspectos del sistema cardiovascular para mantener una presión arterial saludable. Estas son algunas de las principales vías de actuación de estos medicamentos:

1. **Diuréticos**: Estos medicamentos, a veces llamados "diuréticos", ayudan a los riñones a eliminar el exceso de sodio y agua del organismo. Esta reducción del volumen de líquido disminuye la presión de los vasos sanguíneos, reduciendo en última instancia la presión arterial.

2. **Beta-bloqueantes**: Al bloquear los efectos de la hormona epinefrina, también conocida como adrenalina, los betabloqueantes ayudan a reducir la frecuencia cardíaca y la fuerza con la que el corazón bombea la sangre. El resultado es una disminución de la presión arterial.

3. **Bloqueantes de los canales de calcio**: Estos medicamentos inhiben el movimiento del calcio hacia las células musculares del corazón y los vasos sanguíneos. Esta acción relaja los vasos sanguíneos y reduce la fuerza de las contracciones del corazón, lo que provoca una disminución de la presión arterial.

4. **Inhibidores de la ECA:** Los inhibidores de la enzima convertidora de angiotensina (ECA) impiden la producción de angiotensina II, una hormona que provoca la constricción de los vasos sanguíneos. Los inhibidores de la ECA favorecen la relajación de los vasos sanguíneos inhibiendo esta hormona y reduciendo eficazmente la presión arterial. ¿Recuerda el sistema RAAS de antes?

5. **Bloqueantes de los receptores de la angiotensina II (ARA):** Similares a los inhibidores de la ECA, los ARA bloquean la acción de la angiotensina II pero lo hacen impidiendo que se una a sus receptores. Esta interferencia provoca la relajación de los vasos sanguíneos y la disminución de la presión arterial.

6. **Alfa-bloqueantes:** Los alfa-bloqueantes relajan los vasos sanguíneos para reducir la resistencia del flujo sanguíneo.

7. **Bloqueantes alfa-beta:** Los bloqueantes alfa-beta combinados se utilizan a menudo en las crisis hipertensivas y se administran por goteo intravenoso. También tienen una forma oral que se utiliza en pacientes con riesgo de insuficiencia cardíaca o en el embarazo.

8. **Agentes de acción central:** Los agentes de acción central reducen la tensión en los vasos sanguíneos.

9. **Vasodilatadores**: Los dilatadores vasculares relajan el músculo de la pared de los vasos sanguíneos, lo que permite que estos se ensanchen y mejore el flujo sanguíneo.

10. **Antagonistas de los receptores de aldosterona**: Los ARA inhiben la hormona aldosterona y favorecen la excreción de sodio y agua y la retención de potasio, ayudando a reducir el volumen sanguíneo y disminuyendo la presión arterial.

11. **Inhibidores directos de la renina:** Inhibir directamente la renina, una enzima que desencadena una secuencia de reacciones que conducen a la constricción de los vasos sanguíneos y la retención de sodio, ayuda a relajar los vasos sanguíneos y reduce la retención de líquidos.

¿Cuáles son los beneficios y los riesgos de los medicamentos para la presión arterial?

En esta sección, le explicaré los beneficios de los medicamentos para la presión arterial. Siga leyendo para conocer más.

Beneficios:

1. La presión arterial alta, si no se trata, puede provocar varios problemas de salud graves, como infarto de miocardio, derrame cerebral, enfermedad renal y pérdida de visión. Los medicamentos para la presión arterial ayudan a minimizar el riesgo de estas complicaciones controlando eficazmente la afección.

2. Una presión arterial correctamente controlada permite a las personas llevar una vida más sana y activa sin la preocupación constante de las posibles complicaciones derivadas de una presión arterial elevada.

3. Los medicamentos para la tensión arterial no solo reducen la presión arterial sino que también contribuyen a la salud general del corazón al reducir la tensión del corazón y los vasos sanguíneos.

Riesgos:

1. Al igual que cualquier otro medicamento, los medicamentos para la presión arterial pueden provocar efectos secundarios. Estos pueden ser desde leves y temporales hasta más graves y persistentes.

2. En algunos casos, la medicación para la presión arterial puede bajar demasiado la presión arterial, provocando hipotensión (presión arterial anormalmente baja). Esto puede provocar mareos, desmayos o incluso un shock.

3. La combinación de medicamentos para la presión arterial con otros medicamentos, suplementos o remedios a base de plantas a veces puede dar lugar a interacciones perjudiciales, que pueden reducir la eficacia del tratamiento o provocar reacciones adversas.

¿Cuáles son los efectos secundarios habituales de los medicamentos para la presión arterial?

Los efectos secundarios habituales de los medicamentos para la presión arterial varían en función del medicamento específico y de la respuesta del individuo al tratamiento. Algunos efectos secundarios habituales son:

1. **Mareos o aturdimiento:** Esto puede ocurrir cuando la presión arterial baja demasiado rápido, provocando una reducción temporal del flujo sanguíneo al cerebro.

2. **Fatiga:** Algunos medicamentos para la presión arterial, en particular los beta-bloqueantes, pueden provocar sensación de cansancio o fatiga.

3. **Tos seca:** Se sabe que los inhibidores de la ECA provocan una tos seca persistente en algunos individuos. En estos pacientes, un ARA es una buena alternativa.

4. **Hinchazón de piernas, tobillos o pies:** Los bloqueantes de los canales de calcio pueden causar retención de líquidos, provocando hinchazón en las extremidades inferiores.

5. **Disfunción eréctil:** Algunos medicamentos para la presión arterial, como los diuréticos y los betabloqueantes, pueden contribuir a la disfunción eréctil en los hombres.

6. **Problemas gastrointestinales:** Pueden aparecer náuseas, diarrea o estreñimiento como efectos secundarios de algunos medicamentos para la presión arterial.

7. **Dolores de cabeza:** Algunas personas pueden experimentar dolores de cabeza como efecto secundario de los medicamentos

para la presión arterial, sobre todo al empezar a tomar un nuevo medicamento o al ajustar la dosis.

8. **Insomnio:** Ciertos medicamentos para la presión arterial, como los beta-bloqueantes, pueden causar dificultad para conciliar el sueño o para permanecer dormido.

9. **Erupción cutánea:** En algunos casos, las personas pueden desarrollar una irritación de la piel o sensibilidad a la luz solar mientras toman medicamentos para la presión arterial.

10. **Aumento de peso:** Algunos medicamentos para la presión arterial, en particular los beta-bloqueantes, pueden provocar un aumento de peso debido a la retención de líquidos o a cambios en el metabolismo.

Es esencial que comente con su profesional de la salud cualquier efecto secundario que experimente. En muchos casos, los efectos secundarios pueden controlarse o resolverse ajustando la dosis de la medicación o cambiando a un medicamento diferente.

¿Cómo sabe si necesita medicamentos para la presión arterial alta?

Para determinar si necesita medicamentos para la presión arterial alta intervienen varios factores, entre ellos sus niveles de presión arterial, su estado general de salud y la presencia de otros factores de riesgo o afecciones.

1. Los profesionales médicos utilizan pautas específicas para determinar si una persona necesita medicación para la presión arterial alta. Por lo general, si su presión arterial es sistemáticamente de 140/90 mm Hg o superior, su proveedor de atención sanitaria puede considerar la posibilidad de recetarle medicación.

2. Si su presión arterial es ligeramente elevada, su proveedor de asistencia sanitaria puede recomendarle cambios en su estilo de vida, como una dieta sana, ejercicio regular, pérdida de peso, control del estrés y reducción del consumo de alcohol y tabaco. Si estas modificaciones del estilo de vida resultan insuficientes para reducir la presión arterial, puede ser necesaria la medicación.

3. Si tiene otros problemas de salud, como diabetes, enfermedad renal o cardiopatía, su proveedor de atención sanitaria puede recetarle medicación para controlar su presión arterial de forma más agresiva, aunque solo esté ligeramente elevada. Con ello se pretende reducir el riesgo de complicaciones asociadas a la presión arterial alta.

4. Las personas mayores pueden necesitar medicación para controlar su presión arterial, ya que el riesgo de complicaciones aumenta con la edad.

5. Si tiene antecedentes familiares de presión arterial alta o complicaciones relacionadas, es posible que su médico le recomiende medicación como medida preventiva.

Es esencial que colabore estrechamente con su proveedor de atención médica para determinar el curso de acción más adecuado para controlar su hipertensión arterial. El control periódico de la presión arterial, las revisiones médicas y una comunicación abierta con su proveedor de atención sanitaria le asegurarán el plan de tratamiento más eficaz adaptado a sus necesidades individuales.

Clases de medicamentos para la presión arterial

A medida que navegamos por el mundo de los medicamentos para la presión arterial, es esencial comprender las distintas clases de estos medicamentos. Cada clase tiene un mecanismo de acción distinto, que determina cómo ayudan a controlar la presión arterial. Le guiaré a través de las distintas clases, discutiendo sus mecanismos y posibles efectos secundarios y proporcionándole ejemplos para cada una de ellas. ¡Empecemos!

1. Diuréticos

Los diuréticos, a veces conocidos como "píldoras de agua", actúan ayudando a los riñones a expulsar el exceso de agua y sodio del organismo. Al reducir el volumen de líquido, estos medicamentos disminuyen la presión ejercida sobre los vasos sanguíneos, reduciendo en última instancia la presión arterial. Existen varios tipos de diuréticos que incluyen las tiazidas, los ahorradores de potasio, los de asa y los combinados. Cada categoría actúa sobre una zona diferente de los riñones. Es posible que le receten varios diuréticos de diferentes categorías. Muchos de estos medicamentos reducen los niveles de potasio, excepto los diuréticos ahorradores de potasio. Es importante mantener el potasio en su dieta o en suplementos para prevenir la debilidad, la fatiga y los calambres musculares.

Posibles efectos secundarios:
- Aumento de la frecuencia urinaria
- Mareos o aturdimiento
- Desequilibrios electrolíticos (como niveles bajos de potasio)
- Deshidratación
- Fatiga
- Calambres musculares

Ejemplos:
Diuréticos tiazídicos
- Clortalidona [Chlorthalidone]

- Hidroclorotiazida [Hydrochlorothiazide (Microzide)]
- Indapamida [Indapamide]
- Metolazona [Metolazone (Zaroxolyn)]

Diuréticos ahorradores de potasio
- Amilorida [Amiloride]
- Espironolactona [Spironolactone (Aldactone)]
- Triamtereno [Triamterene]
- Eplerenona [Eplerenone (Inspra)]

Diuréticos de asa
- Furosemida [Furosemide (Lasix)]
- Bumetamida [Bumetanide (Bumex)]

Diuréticos combinados
- Amilorida + Hidroclorotiazida [Amiloride + Hydrochlorothiazide (Moduretic)]
- Espironolactona + Hidroclorotiazida [Spironolactone + Hydrochlorothiazide (Aldactazide)]
- Triamtereno + Hidroclorotiazida [Triamterene + Hydrochlorothiazide (Maxzide, Dyazide)]

2. Beta-bloqueantes

Los beta-bloqueantes funcionan bloqueando los efectos de la hormona epinefrina (adrenalina), que ayuda a ralentizar el ritmo cardiaco y a reducir la fuerza con la que el corazón bombea la sangre. En consecuencia, esto se traduce en una disminución de la presión arterial.

Posibles efectos secundarios:
- Fatiga o letargo
- Manos y pies fríos
- Mareos o aturdimiento
- Boca, ojos o piel secos
- Insomnio
- Aumento de peso
- Disfunción eréctil

Ejemplos:
- Atenolol (Tenormin)
- Bisoprolol (Zebeta)
- Tartrato de metoprolol [Metoprolol tartrate (Lopressor)]
- Succinato de metoprolol [Metoprolol succinate (Toprol-XL)]
- Propranolol (Inderal)
- Sotalol (Betapace)
- Nadolol (Corgard)
- Acebutolol (Sectral)

Combinación de betabloqueante y diurético tiazídico
- Bisoprolol + Hidroclorotiazida [Bisoprolol + Hydrochlorothiazide (Ziac)]

3. Bloqueantes de los canales de calcio

Los bloqueadores de los canales de calcio inhiben el movimiento del calcio hacia las células musculares del corazón y los vasos sanguíneos. Al hacerlo, estos medicamentos relajan los vasos sanguíneos y reducen la fuerza de las contracciones del corazón, lo que provoca una disminución de la presión arterial.

Posibles efectos secundarios:
- Hinchazón en las piernas, los tobillos o los pies
- Estreñimiento
- Dolores de cabeza
- Mareos o aturdimiento
- Rubor o enrojecimiento en la cara
- Latidos del corazón rápidos o irregulares (palpitaciones)

Ejemplos:
- Amlodipina [Amlodipine (Norvasc)]
- Diltiazem (Cardizem)
- Felodipina [Felodipine (Plendil)]
- Nifedipina [Nifedipine (Procardia, Adalat)]
- Verapamilo [Verapamil (Calan, Verelan)]
- Nicardipina [Nicardipine (Cardene)]

4. Inhibidores de la ECA

Los inhibidores de la enzima convertidora de angiotensina (ECA) actúan impidiendo la producción de angiotensina II, una hormona que provoca la constricción de los vasos sanguíneos. Esta inhibición provoca la relajación de los vasos sanguíneos, reduciendo eficazmente la presión arterial. Es importante señalar que las mujeres embarazadas no deben tomar inhibidores de la ECA.

Posibles efectos secundarios:
- Tos seca y persistente
- Mareos o aturdimiento
- Dolores de cabeza
- Fatiga
- Hinchazón de la cara o la garganta (angioedema)

- Niveles elevados de potasio (hiperpotasemia)

Ejemplos:
- Benazepril (Lotensin)
- Captopril (Capoten)
- Enalapril (Vasotec)
- Lisinopril (Prinivil, Zestril)
- Ramipril (Altace)
- Fosinopril (Monopril)
- Quinapril (Accupril)

5. Bloqueadores de los receptores de la angiotensina II (ARA)

Los bloqueantes de los receptores de la angiotensina II (ARA) bloquean la acción de la angiotensina II impidiendo que se una a sus receptores. Esta interferencia provoca la relajación de los vasos sanguíneos y la disminución de la presión arterial, de forma muy parecida a los inhibidores de la ECA. Es importante señalar que las mujeres embarazadas no deben tomar ARA.

Posibles efectos secundarios:
- Mareos o aturdimiento
- Dolores de cabeza
- Fatiga
- Niveles elevados de potasio (hiperpotasemia)
- Hinchazón de la cara o la garganta (angioedema), aunque es menos frecuente que con los inhibidores de la ECA.

Ejemplos:
- Losartan (Cozaar)
- Valsartan (Diovan)
- Irbesartan (Avapro)
- Candesartan (Atacand)
- Olmesartan (Benicar)
- Telmisartan (Micardis)

6. Alfa-bloqueantes

Los alfa-bloqueantes actúan bloqueando los receptores alfa de los músculos lisos de los vasos sanguíneos, lo que provoca la relajación de estos músculos. Esto reduce la resistencia de los vasos sanguíneos y disminuye la presión arterial.

Posibles efectos secundarios:

- Mareos o aturdimiento, principalmente al ponerse de pie (hipotensión ortostática)
- Latidos del corazón rápidos o irregulares (palpitaciones)
- Dolores de cabeza
- Fatiga
- Retención de líquidos, que provoca hinchazón en las piernas, los tobillos o los pies.

Ejemplos:

- Prazosin (Minipress)
- Terazosin (Hytrin)
- Doxazosin (Cardura)

7. Bloqueantes alfa-beta

Los bloqueadores alfa-beta combinan las acciones de los alfa-bloqueantes y los beta-bloqueantes. Bloquean tanto los receptores alfa como los beta, relajando los vasos sanguíneos y ralentizando el ritmo cardíaco. Esta doble acción se traduce en una disminución de la presión arterial.

Posibles efectos secundarios:

- Mareos o aturdimiento, principalmente al ponerse de pie (hipotensión ortostática)
- Fatiga
- Dolores de cabeza

- Manos y pies fríos
- Latidos del corazón rápidos o irregulares (palpitaciones)
- Disfunción eréctil

Ejemplos:
- Carvedilol (Coreg)
- Labetalol (Trandate, Normodyne)

8. Agentes de acción central

Los agentes de acción central actúan en el cerebro, reduciendo las señales enviadas al sistema nervioso que contraen los vasos sanguíneos y aumentan la frecuencia cardíaca. Al disminuir estas señales, estos medicamentos ayudan a reducir la presión arterial.

Posibles efectos secundarios:
- Mareos o aturdimiento
- Boca seca
- Estreñimiento
- Fatiga o somnolencia
- Disfunción eréctil

Ejemplos:
- Clonidine (Catapres)
- Methyldopa (Aldomet)
- Guanfacine (Tenex)

9. Vasodilatadores

Los vasodilatadores actúan directamente sobre los músculos lisos de los vasos sanguíneos, provocando su relajación y ensanchamiento. Esta dilatación de los vasos sanguíneos reduce la resistencia y disminuye la presión arterial.

Posibles efectos secundarios:

- Dolores de cabeza
- Latidos del corazón rápidos o irregulares (palpitaciones)
- Rubor o enrojecimiento en la cara
- Hinchazón en las piernas, los tobillos o los pies
- Dolor o molestias en el pecho

Ejemplos:
- Hydralazine (Apresoline)
- Minoxidil (Loniten)

10. Antagonistas de los receptores de aldosterona

Los antagonistas de los receptores de aldosterona (ARA) son una clase de medicamentos que inhiben la acción de la aldosterona, una hormona que regula el equilibrio de sal y agua en el organismo. Al bloquear la aldosterona, los ARA favorecen la excreción de sodio y agua y la retención de potasio, ayudando a reducir el volumen sanguíneo y a disminuir la presión arterial. Esto los hace valiosos para controlar afecciones como la hipertensión y la insuficiencia cardiaca. Ambos forman parte de los mencionados diuréticos ahorradores de potasio.

Posibles efectos secundarios:
- Hiperpotasemia (aumento de los niveles de potasio en la sangre)
- Ginecomastia (aumento de las mamas en los varones)
- Irregularidades menstruales
- Impotencia
- Anomalías en la función renal

Ejemplos:
- Espironolactona [Spironolactone (Aldactone)]
- Eplerenona [Eplerenone (Inspra)]

11. Inhibidores directos de la renina

Los inhibidores directos de la renina (IDR) son un tipo de medicamento que actúa para controlar la hipertensión inhibiendo directamente la renina, una enzima que desencadena una secuencia de reacciones que conducen a la constricción de los vasos sanguíneos y la retención de sodio. Al bloquear la renina, estos fármacos ayudan a relajar los vasos sanguíneos y a reducir la retención de líquidos, disminuyendo eficazmente la presión arterial.

Posibles efectos secundarios:
- Mareos o aturdimiento
- Tos
- Diarrea
- Síntomas gripales
- Fatiga
- Niveles elevados de potasio en la sangre (hiperpotasemia)

Ejemplos:
- Aliskiren (Tekturna or Rasilez)

A medida que hemos explorado las diferentes clases de medicamentos para la presión arterial, es esencial recordar que las necesidades de cada persona son únicas. Un profesional sanitario puede ayudarle a determinar el mejor medicamento o combinación de medicamentos para su situación.

También es crucial que comunique a su proveedor de atención médica cualquier efecto secundario que experimente, ya que es posible que necesite ajustar su plan de tratamiento en consecuencia. Juntos, pueden trabajar para controlar eficazmente su hipertensión arterial y mantener una salud óptima.

Terapia combinada

El control de la presión arterial alta suele requerir una estrategia integral que combine modificaciones del estilo de vida y medicación. Ocuparse de su dieta, ejercicio, niveles de estrés y hábitos de tabaquismo puede influir significativamente en su presión arterial y ayudar a minimizar el riesgo de complicaciones asociadas a esta enfermedad.

Sin embargo, hay casos en los que los ajustes en el estilo de vida por sí solos pueden no ser suficientes para bajar su presión arterial a un rango saludable. En esos casos, puede ser necesaria la medicación para ayudar a bajar su presión arterial.

Su profesional de la salud desempeña un papel crucial a la hora de recomendarle el medicamento o la combinación de medicamentos más adecuados para usted. Tendrá en cuenta su historial médico, los factores de riesgo y su estado de salud general.

Cuando se trata de tratar la presión arterial alta, emplear una combinación de dos o más fármacos puede mejorar tanto el control de la presión arterial como la tolerancia a los medicamentos. Utilizar dos medicamentos con mecanismos de acción diferentes puede ser más eficaz para reducir la presión arterial que limitarse a aumentar la dosis de un solo fármaco.

Este enfoque también permite utilizar dosis más bajas para cada medicamento, lo que puede dar lugar a menos efectos secundarios y favorecer el cumplimiento del tratamiento prescrito. La investigación ha demostrado que la terapia combinada puede ser más eficaz que depender de un solo fármaco, ayudando a las personas con presión arterial alta a controlar mejor su enfermedad.

Aunque la terapia combinada para la presión arterial alta puede dar resultados notables, es vital que colabore estrechamente con su proveedor de atención sanitaria para determinar la combinación de medicamentos más adecuada y adaptada a sus necesidades. Es importante tener en cuenta que no todos los medicamentos pueden combinarse con seguridad y que ciertas combinaciones pueden dar lugar a interacciones o efectos secundarios que podrían ser perjudiciales para su salud.

Para comprender mejor los beneficios de la terapia combinada, exploremos algunas de las razones por las que puede ser un enfoque más práctico:

1. Mejora del control de la presión arterial

Al dirigirse a diferentes aspectos del sistema de regulación de la presión arterial, la terapia combinada puede proporcionar un enfoque más completo para controlar la hipertensión arterial. Por ejemplo, la combinación de un diurético, que elimina el exceso de líquido del organismo, con un beta-bloqueante, que reduce la frecuencia cardíaca y la fuerza de contracción, puede dar lugar a un control más eficaz de la presión arterial que el uso de cualquiera de los dos medicamentos por separado.

2. Efectos secundarios minimizados

Dado que la terapia combinada suele implicar dosis más bajas de cada medicamento, puede reducirse el riesgo de efectos secundarios. Las dosis más bajas también facilitan que los pacientes toleren los medicamentos, lo que aumenta la probabilidad de adherencia al plan de tratamiento.

3. Mejor adherencia al tratamiento

Tomar varios medicamentos puede suponer un reto para algunas personas, pero la terapia combinada puede simplificar el proceso. Muchas empresas farmacéuticas ofrecen comprimidos combinados de dosis fija, que contienen dos o más medicamentos para reducir la presión arterial en un solo comprimido. Esto puede hacer que a los pacientes les resulte más cómodo tomar sus medicamentos según lo prescrito, mejorando la adherencia al tratamiento y el control general de la presión arterial.

4. Reducción más rápida de la presión arterial

En algunos casos, el uso de una terapia combinada puede conducir a una reducción más rápida de la presión arterial. Esto puede ser especialmente beneficioso para las personas con una hipertensión arterial grave o para las que corren un riesgo elevado de sufrir complicaciones relacionadas con la alta presión arterial.

A pesar de sus ventajas, es esencial reconocer que la terapia combinada no está exenta de posibles inconvenientes. Algunos de los retos asociados a este enfoque incluyen:

1. Interacciones con otros medicamentos

La combinación de varios medicamentos aumenta el riesgo de interacciones farmacológicas, que pueden reducir la eficacia de los medicamentos o provocar efectos secundarios perjudiciales. Es crucial que comente con su proveedor de atención de salud todos los medicamentos que esté tomando, incluidos los de venta libre y los suplementos, para minimizar ese riesgo.

2. Aumento del costo

El uso de varios medicamentos puede conllevar unos costos de tratamiento más elevados, lo que puede suponer un obstáculo para algunas personas. Sin embargo, el potencial de mejora del control de la presión arterial y la reducción del riesgo de complicaciones pueden compensar estos costos a largo plazo.

3. Complejidad del tratamiento

El manejo de múltiples medicamentos puede ser complejo, especialmente para los adultos mayores o aquellos con deficiencias cognitivas. Es esencial que colabore estrechamente con su proveedor de atención sanitaria y desarrolle estrategias para simplificar su régimen de tratamiento y asegurar una gestión y un cumplimiento adecuados de la medicación.

Para superar estos retos y maximizar los beneficios de la terapia combinada, tenga en cuenta las siguientes estrategias:

1. Comunicación abierta con su profesional sanitario

Mantenga un diálogo abierto con su proveedor de atención sanitaria sobre sus síntomas, preocupaciones y los medicamentos que está tomando. Esto les permitirá comprender mejor sus necesidades particulares y supervisar sus progresos mientras ajustan su plan de tratamiento según sea necesario.

2. Cumplimiento de su plan de tratamiento

Seguir el plan de tratamiento prescrito es crucial para lograr un control óptimo de la presión arterial. Recuerde tomar sus medicamentos según las indicaciones y notifique a su proveedor de atención sanitaria si experimenta algún efecto secundario o dificultad para cumplir el tratamiento.

3. Monitoreo regular de la presión arterial

Monitorear regularmente su presión arterial, ya sea en casa o mediante visitas a su proveedor de atención sanitaria, le ayudará a usted y a su proveedor a evaluar la eficacia de su plan de tratamiento y a realizar los ajustes necesarios. El control de la tensión arterial en casa puede ser especialmente útil para identificar el impacto de las modificaciones del estilo de vida y los cambios de medicación en su presión arterial.

4. Modificaciones del estilo de vida

Además de la terapia combinada, siga dando prioridad a los cambios en su estilo de vida, como comer sano, hacer ejercicio con regularidad, controlar el estrés y dejar de fumar. Estas modificaciones no solo pueden ayudar a reducir su presión arterial, sino también a mejorar su salud y bienestar general.

5. Manténgase informado y proactivo

Edúquese sobre la presión arterial alta y los distintos medicamentos que se utilizan para tratarla. Estar informado y ser proactivo sobre su salud puede ayudarle a tomar decisiones más informadas y a entablar conversaciones significativas con su proveedor de atención sanitaria.

En esencia, la terapia combinada puede ser un enfoque muy eficaz para controlar la presión arterial alta, sobre todo si se combina con modificaciones del estilo de vida. Si colabora estrechamente con su médico, controla cuidadosamente su tensión arterial y sigue su plan de tratamiento, podrá controlar su presión arterial alta y labrarse un futuro más saludable.

Recuerde que el camino de cada persona con presión arterial alta es único, y encontrar la combinación adecuada de medicamentos y cambios en el estilo de vida puede llevar tiempo, pero con persistencia y el apoyo de su equipo sanitario, puede lograr un mejor control de la presión arterial y mejorar su calidad de vida en general.

Interacción de la medicación para la hipertensión con los medicamentos de venta libre

Los medicamentos para la hipertensión desempeñan un papel fundamental en el control de la presión arterial alta, pero también pueden interactuar con diversos alimentos, suplementos y medicamentos de venta libre (OTC). Estas interacciones pueden influir en la eficacia de sus medicamentos para la presión arterial o aumentar el riesgo de efectos secundarios. Es fundamental tener precaución al tomar medicamentos para la hipertensión y consultar a su proveedor de atención sanitaria sobre cualquier posible interacción.

Su proveedor de atención sanitaria puede sugerirle que evite determinados alimentos, suplementos o medicamentos de venta libre o que modifique la dosis de su medicación para evitar interacciones no deseadas. Estos son algunos puntos clave que debe tener en cuenta cuando utilice medicamentos para la hipertensión junto con medicamentos de venta libre:

1. Analgésicos sin receta

Los antiinflamatorios no esteroideos (AINE) como el ibuprofeno, la aspirina y el naproxeno son analgésicos de venta libre de uso común. Sin embargo, estos medicamentos pueden reducir la eficacia de ciertos medicamentos para la presión arterial e incluso hacer que aumente su nivel de tensión arterial. Si necesita un analgésico, es aconsejable que discuta las opciones más seguras con su proveedor de atención sanitaria, que puede recomendarle alternativas como el acetaminofén.

2. Medicamentos para el resfriado y la gripe

En muchos medicamentos para el resfriado y la gripe se encuentran descongestionantes como la fenilefrina y la pseudoefedrina, que pueden elevar su presión arterial e interferir con la eficacia de sus medicamentos para la hipertensión. Antes de tomar cualquier remedio para el resfriado o la gripe, consulte a su médico o farmacéutico para asegurarse de que su uso es seguro.

3. Suplementos herbales

Algunos suplementos a base de plantas, como la hierba de San Juan, el ginkgo biloba y el ginseng, pueden interactuar con los medicamentos para la presión arterial, alterando su eficacia o aumentando el riesgo de efectos secundarios. Antes de empezar a tomar cualquier suplemento a base de plantas, comente sus intenciones con su profesional sanitario, que podrá asesorarle sobre las posibles interacciones y los problemas de seguridad.

4. Antiácidos y reductores de la acidez

Algunos antiácidos y reductores de la acidez, como el carbonato cálcico o los inhibidores de la bomba de protones, pueden interferir en la absorción de ciertos medicamentos para la presión arterial. Si necesita tomar estos medicamentos, consulte a su médico sobre las posibles interacciones y el mejor momento para tomarlos para minimizar cualquier efecto adverso.

5. Cafeína

Aunque no es un medicamento de venta libre, es esencial que sea consciente de su consumo de cafeína cuando tome medicamentos para la hipertensión. La cafeína puede provocar un aumento temporal de la presión arterial, lo que podría contrarrestar los efectos de sus medicamentos. Vigile su consumo de cafeína y comente cualquier preocupación con su proveedor de atención sanitaria.

6. Alcohol

Al igual que la cafeína, el alcohol puede afectar a su presión arterial e interactuar con sus medicamentos para la hipertensión. El consumo excesivo de alcohol puede elevar su presión arterial y reducir la eficacia de sus medicamentos. Es crucial limitar el consumo de alcohol y seguir las recomendaciones de su proveedor de atención médica.

En resumen, es vital ser precavido y estar bien informado cuando se utilizan medicamentos para la hipertensión en combinación con medicamentos de venta libre, suplementos o ciertas sustancias como la cafeína y el alcohol. La comunicación regular con su proveedor de atención de la salud puede ayudarle a navegar por las posibles interacciones, asegurando que sus medicamentos funcionan de forma eficaz y segura.

Interacciones comunes de los medicamentos para la presión arterial alta

Las interacciones de la medicación para la presión arterial alta pueden producirse con diversas sustancias, como alimentos, bebidas, suplementos dietéticos y otros fármacos. Comprender estas interacciones es esencial para el tratamiento seguro y eficaz de la presión arterial alta. Profundicemos en algunas interacciones comunes que debe conocer:

Fármacos con alimentos y bebidas

Ciertos alimentos y bebidas pueden interactuar con los medicamentos para la hipertensión arterial, afectando su eficacia o provocando efectos secundarios. Por ejemplo:

▫ Jugo de toronja (pomelo): Esta bebida puede interferir en el metabolismo de algunos bloqueantes de los canales de calcio, provocando un aumento de los niveles del fármaco y pudiendo causar efectos secundarios.

▫ Alimentos ricos en potasio: Consumir grandes cantidades de alimentos ricos en potasio mientras se toman diuréticos ahorradores de potasio puede conducir a niveles peligrosamente altos de potasio en la sangre, lo que puede causar problemas en el ritmo cardíaco

▫ Alcohol: El consumo excesivo de alcohol puede elevar la presión arterial y reducir la eficacia de los medicamentos para la hipertensión.

Es esencial que comente cualquier problema dietético con su proveedor de atención sanitaria para minimizar las posibles interacciones y mantener la eficacia de sus medicamentos.

Medicamentos con suplementos dietéticos

Los suplementos dietéticos también pueden interactuar con los medicamentos para la presión alta:

▫ Coenzima Q10 (CoQ10): Aunque la CoQ10 se utiliza a menudo para la salud del corazón, puede interferir con la eficacia de ciertos medicamentos para la presión arterial, como los beta-bloqueantes y los diuréticos.

◻ **Hierba de San Juan:** Este suplemento de hierbas puede interactuar con los medicamentos para la presión arterial, alterando su eficacia o aumentando el riesgo de efectos secundarios.

◻ **Suplementos de potasio:** Al igual que los alimentos ricos en potasio, los suplementos de potasio pueden ser problemáticos cuando se toman con diuréticos ahorradores de potasio, dando lugar a niveles de potasio peligrosamente altos.

Antes de empezar a tomar cualquier suplemento dietético, consulte a su médico para evitar posibles interacciones.

Fármacos con otras drogas

Los medicamentos para la presión arterial alta también pueden interactuar con otros fármacos de venta con o sin receta, entre ellos:

◻ **Antihistamínicos:** Estos medicamentos, utilizados habitualmente para tratar los síntomas de la alergia, pueden contrarrestar los efectos reductores de la presión arterial de ciertos medicamentos, como los alfa-bloqueantes.

◻ **Broncodilatores:** Los medicamentos para el asma, como el albuterol, pueden provocar un aumento de la frecuencia cardíaca y de la presión arterial. Esto puede interferir con la eficacia de sus medicamentos para la hipertensión arterial.

◻ **Cordarone (amiodarone):** Este fármaco antiarrítmico puede interactuar con los beta-bloqueantes y los bloqueantes de los canales del calcio, causando potencialmente alteraciones peligrosas del ritmo cardíaco.

◻ **Descongestionantes nasales:** Los descongestionantes que se encuentran en los medicamentos para el resfriado y la alergia pueden elevar la presión arterial e interferir con la eficacia de los medicamentos para la hipertensión.

◻ **Productos de sustitución de la nicotina:** La nicotina, sea procedente del tabaco o de productos sustitutivos, puede elevar la presión arterial y contrarrestar los efectos de los medicamentos para la hipertensión.

Para evitar interacciones perjudiciales entre medicamentos, informe a su profesional sanitario de todos los medicamentos y suplementos que esté tomando.

En resumen, es fundamental conocer las interacciones habituales de los medicamentos para la presión arterial con los alimentos, las bebidas, los suplementos dietéticos y otros fármacos. Estas interacciones pueden afectar a la eficacia de sus medicamentos o aumentar el riesgo de efectos secundarios.

Al hablar sobre las posibles interacciones con su proveedor de atención sanitaria y seguir sus indicaciones, podrá controlar su presión arterial alta de forma segura y evitar complicaciones. Manténgase informado, sea proactivo y mantenga una comunicación abierta con su equipo de salud para asegurar los mejores resultados posibles en su viaje de control de la presión arterial alta.

Consejos para evitar interacciones.

Para evitar interacciones entre los medicamentos para la presión arterial alta y otras sustancias, es esencial tomar medidas proactivas y mantener una comunicación abierta con su equipo sanitario. He aquí algunos consejos prácticos para ayudar a minimizar las posibles interacciones y asegurar un tratamiento seguro y eficaz de su presión arterial alta:

1. Asegúrese de que todos sus profesionales de atención a la salud conocen todos los medicamentos que está tomando, incluidos los de venta con receta, los de venta libre, los suplementos dietéticos y a base de hierbas y las vitaminas. Esto les permitirá evaluar mejor cualquier posible interacción y recomendarle tratamientos adecuados.

2. Antes de tomar cualquier medicamento nuevo, consulte a su profesional médico o farmacéutico y hágale las preguntas esenciales, como si el nuevo fármaco interactuará con sus medicamentos actuales, el mejor momento para tomarlo y los posibles efectos secundarios.

3. Los verificadores de interacciones entre medicamentos, disponibles en Internet o como aplicaciones móviles, pueden ayudarle a identificar posibles reacciones entre sus medicamentos. Aunque estas herramientas pueden ser útiles, no deben sustituir el consejo profesional de su proveedor de atención sanitaria.

4. Lea atentamente las etiquetas de todos los medicamentos sin receta y con receta que tome. Las etiquetas suelen contener información crucial sobre posibles interacciones y efectos secundarios.

5. Si utiliza una sola farmacia para todas sus recetas, puede asegurarse de que el farmacéutico tiene un registro completo de sus medicamentos, lo que le facilitará la identificación de posibles interacciones y le proporcionará una orientación personalizada.

Recuerde que el control de la presión arterial alta es un proceso continuo y que es crucial mantenerse informado, proactivo y comprometido con su plan de tratamiento. Con el apoyo de su equipo de atención a la salud y la adopción de estos consejos prácticos, podrá lograr un mejor control de la presión arterial y disfrutar de un futuro más saludable.

Preguntas que debe hacer a su proveedor de servicios de salud.

Antes de empezar a tomar cualquier medicamento para la presión arterial alta, es esencial tener una conversación abierta y profunda con su profesional médico para asegurarse de que el medicamento elegido es seguro y eficaz para sus necesidades específicas. Para ayudarle a orientar su conversación, aquí tiene diez preguntas importantes que debería plantearse a su médico o farmacéutico:

1. ¿Cuál es la función principal de este medicamento?

Pregunte a su proveedor de atención sanitaria cuál es la función principal del medicamento, cómo actúa y los beneficios esperados para el control de su presión arterial.

2. ¿Cómo y cuándo debo tomar este medicamento?

Pregunte sobre la dosis adecuada, el horario y si el medicamento debe tomarse con o sin alimentos. Esta información es crucial para asegurar una correcta absorción y eficacia.

3. ¿Puedo tomar este medicamento con otros fármacos?

Hable de las posibles interacciones con otros medicamentos que esté tomando actualmente e infórmese sobre cualquier signo de advertencia de interacciones farmacológicas adversas.

4. ¿Existen posibles efectos secundarios o interacciones con alimentos o suplementos?

Conozca los posibles efectos secundarios y cualquier interacción con alimentos, bebidas o suplementos dietéticos específicos que puedan afectar a la efectividad o seguridad del medicamento.

5. ¿Cuánto tardará en hacer efecto la medicación?

Pregunte a su proveedor de atención sanitaria sobre el plazo previsto para que el medicamento empiece a mostrar sus efectos sobre su presión arterial.

6. ¿Cómo puedo determinar si la medicación está funcionando y con qué frecuencia debo controlar mi presión arterial?

Aprenda a evaluar la eficacia de su medicación y la frecuencia recomendada para el control de la presión arterial.

7. ¿Debo hacer algún cambio en mi estilo de vida mientras tomo esta medicación?

Comente cualquier ajuste recomendado en su dieta, rutina de ejercicios u otros factores de su estilo de vida que puedan complementar su plan de tratamiento de la presión arterial alta.

8. ¿Qué precauciones debo tomar mientras tomo esta medicación?

Comprenda cualquier precaución específica que deba tener en cuenta mientras toma la medicación, como evitar determinadas actividades, alimentos o bebidas.

9. ¿Qué debo hacer si me salto una dosis o tomo accidentalmente demasiada medicación?

Aprenda los pasos adecuados a seguir en caso de que se olvide una dosis o tome accidentalmente más medicación de la prescrita.

10. ¿Cuándo debo programar una cita de seguimiento para evaluar mi presión arterial y evaluar la efectividad de la medicina?

Determine el momento óptimo para una cita de seguimiento para revisar sus niveles de presión arterial y discutir la eficacia de la medicación con su proveedor de atención médica.

Al formular estas preguntas vitales y mantenerse informado sobre su medicación y sus posibles interacciones, podrá controlar mejor su presión arterial alta y reducir el riesgo de complicaciones. Recuerde que la participación activa en su plan de tratamiento y la comunicación abierta con su equipo sanitario son fundamentales para lograr un control óptimo de la presión arterial y mejorar su salud en general.

Al concluir este capítulo, espero haber podido proporcionarle una sólida comprensión de los diferentes medicamentos disponibles para el control de la hipertensión arterial y de los pasos cruciales para evitar interacciones perjudiciales entre medicamentos. Recuerde que el conocimiento y la comunicación son fundamentales para asegurar el uso seguro y eficiente de estos medicamentos.

En el próximo capítulo, nos sumergiremos en el mundo de las modificaciones dietéticas y exploraremos diversas formas de reducir de forma eficiente y sin riesgos su presión arterial mediante cambios en sus hábitos alimentarios. Esta valiosa información puede marcar una diferencia significativa en su viaje hacia el control de la presión arterial.

4

Alimentos Saludables Para Un Corazón Feliz

A medida que desvelamos los secretos de una vida rejuvenecida en este capítulo, descubrirá modificaciones dietéticas transformadoras para reducir de forma segura la presión arterial y mejorar el bienestar general. En palabras de Jim Rohn "Cuide de su cuerpo. Es el único lugar que tiene para vivir". Después de todo, mantenerse bien informado sobre su salud y buscar activamente el conocimiento sobre los ajustes del estilo de vida es imprescindible.

Otra medida para mejorar su bienestar es, en última instancia, convertirse en su mayor defensor. Pequeños cambios en sus hábitos cotidianos, como incorporar una actividad física constante, adoptar una dieta nutritiva y regular los niveles de estrés, pueden reducir su presión arterial y disminuir los riesgos relacionados con la hipertensión.

Su dieta y la salud de su corazón: Una conexión crucial

Las elecciones alimentarias que hacemos influyen significativamente en nuestra salud cardíaca. Si adoptamos dietas que promuevan el bienestar cardiovascular, podemos reducir el riesgo de enfermedades cardiacas. Una de ellas es la dieta DASH (siglas en inglés de Enfoques Dietéticos para Detener la Hipertensión).

La dieta DASH: Un salvavidas para su corazón

La dieta DASH es rica en nutrientes y está diseñada para reducir la presión arterial y proteger su corazón. Centrándose en el consumo de alimentos integrales, fomenta una ingesta equilibrada de frutas, verduras, cereales integrales, proteínas magras y productos lácteos bajos en grasa.

Beneficios potenciales de la dieta DASH

Adoptar la dieta DASH puede reducir la presión arterial, mejorar los niveles de colesterol y disminuir el riesgo de enfermedades cardíacas y derrames cerebrales. También puede promover la pérdida de peso y favorecer la salud en general.

Idoneidad de la dieta DASH

Aunque la dieta DASH suele ser beneficiosa, los resultados individuales pueden variar. Se recomienda consultar a un profesional sanitario para determinar si es lo más adecuado para sus necesidades de salud particulares.

Restricción de la sal: Encontrar el equilibro adecuado

El consumo excesivo de sal puede contribuir a la hipertensión arterial, pero restringirla en exceso puede afectar negativamente al equilibrio de sodio del organismo. Es esencial encontrar un enfoque moderado, siguiendo las pautas de ingesta diaria recomendadas.

Alimentos de la dieta DASH: Qué hacer y qué no hacer

Disfrute de frutas, verduras, cereales integrales, carnes magras, pescado, aves, frutos secos, semillas, legumbres y productos lácteos bajos en grasa. Evite los alimentos procesados, los productos ricos en sodio, las grasas saturadas, las bebidas azucaradas y el alcohol en exceso.

Ejemplo de menú

Un menú de la dieta DASH bien planificado incorpora una variedad de alimentos integrales, que aportan diversos sabores y nutrientes. Una semana de muestra podría incluir avena integral con bayas, ensaladas de pollo a la parrilla, arroz integral con verduras al vapor y pescado al horno con quinoa.

Día 1: Menú

Desayuno

- 1 taza de hojuelas de avena sin sal
- 1/4 taza de pasas
- 1 plátano mediano
- 1 taza de leche descremada
- Café, té o agua

Almuerzo

- Plato de hummus con
  - 1/2 taza de hummus
  - 1/2 pimiento rojo mediano
  - 1/2 pepino mediano
  - 10 zanahorias miniatura
  - 1 pan de pita integral
- Agua

Cena

- Salmón al horno con:
    - 4 onzas de salmón
    - Glaseado balsámico de arce (maple)
- 1 taza de mezcla de arroz integral y silvestre
- 3/4 taza de judías verdes (ejotes) con pimiento rojo
- 1/2 taza de rodajas de pera en conserva en su jugo
- Té, caliente o frío, y sin azúcar

Refrigerio (a cualquier hora)

- 1 taza de yogur bajo en grasas
- 1 melocotón (durazno) mediano

Día 2: Menú

Desayuno

- 1 taza de fruta variada, como melón y uvas
- 1/2 panecillo integral (bagel)
- 1 cucharada de mantequilla de cacahuete natural

- 1 taza de leche descremada
- Café, té o agua.

Almuerzo

- Ensalada de espinacas con:
  - 3 tazas de hojas de espinacas frescas
  - 1 pera en rodajas
  - 1/2 taza de mandarinas en conserva
  - 1 cucharada de vinagre de vino tinto
  - 1 cucharada de aceite de oliva
  - 1 onza de queso de cabra
  - 3 onzas de pollo cocido
- 1 panecillo pequeño de trigo integral
- Agua

Cena

- Pasta vegetariana con:
  - ½ taza de salsa marinara
  - 1 taza de calabaza de verano picada

- - ½ taza de espinacas picadas congeladas
  - 1 ½ tazas de pasta integral
- 1 taza de melón
- 1 taza de leche descremada

Refrigerio (a cualquier hora)

- ¼ taza de mezcla de frutos secos, sin sal

Día 3: Menú

Desayuno

- 1 panecillo inglés integral
- 1 huevo escalfado
- 1 naranja mediana
- 1 taza de yogur bajo en grasa
- Té de hierbas o agua

Almuerzo

- Ensalada de quinoa con:
  - 1 taza de quinoa cocida

- Tomates cherry
- Rodajas de pepino
- 1/4 taza de queso feta
- 2 cucharadas de aderezo de vinagre balsámico
- Pechuga de pollo a la plancha (4 onzas)
- 1 manzana mediana
- Agua con limón

Cena

- Salmón al horno con:
  - Limón y eneldo
  - 1 taza de brócoli al vapor
  - 1/2 taza de arroz integral
- Ensalada de bayas mixtas (arándanos, fresas, frambuesas)
- 1 taza de leche descremada

Refrigerio (a cualquier hora)

- 1 plátano pequeño
- Un puñado de almendras crudas

Cómo adaptar su dieta a las pautas DASH

Siga las directrices DASH, dé prioridad a los alimentos integrales, controle el tamaño de las raciones y reduzca al mínimo los productos procesados. Aumente gradualmente su consumo de frutas, verduras y cereales integrales, al tiempo que reduce las grasas saturadas, el sodio y los azúcares añadidos. Recuerde, los pequeños cambios pueden tener un impacto significativo en la salud de su corazón.

Adoptando el estilo de vida DASH: Consejos y estrategias

1. **Cambio gradual:** En lugar de revisar su dieta de la noche a la mañana, haga ajustes graduales para asegurar una transición más suave y sostenible. Este enfoque puede ayudarle a adaptarse a la dieta DASH sin sentirse abrumado.

2. **Planificación de comidas:** Cree planes de comidas semanales para agilizar la compra en el supermercado y evitar la elección impulsiva de alimentos poco saludables. Esta estrategia puede ahorrarle tiempo, reducir el estrés y asegurarle que se mantiene en el buen camino hacia sus metas de la dieta DASH.

3. **Comer con atención:** Preste atención a las señales de hambre y saciedad y saboree cada bocado. Si come lenta y deliberadamente, puede mejorar la digestión, disfrutar más de la comida y evitar comer en exceso.

4. **Cocina casera:** Prepare las comidas en casa para controlar los ingredientes y los métodos de cocción, asegurándose de que sus platos se ajustan a las directrices DASH. Experimente con nuevas recetas, sabores y técnicas para que sus comidas sigan siendo deliciosas y satisfactorias.

5. **Hidratación:** Beber agua es esencial para la salud en general y puede ayudar a controlar el peso. Manténgase hidratado consumiendo agua a lo largo del día, sustituyendo las bebidas azucaradas por alternativas más saludables como el té de hierbas o el agua infusionada.

6. **Sistema de apoyo:** Reúnase con amigos o familiares que compartan sus metas de salud o únase a comunidades en línea centradas en la dieta DASH. Una sólida red de apoyo puede proporcionarle ánimo, motivación y sentido de la responsabilidad.

7. **Revisiones regulares:** Monitoreé su progreso revisando la presión arterial, el peso y otros indicadores de salud. Esta práctica le ayudará a evaluar la eficacia de la dieta DASH y a realizar los ajustes necesarios.

Recuerde, el viaje hacia un corazón más sano comienza con un solo paso. Adopte la dieta DASH y sus principios, y estará en el buen camino para mejorar su salud cardiovascular y su bienestar general.

La Dieta Mediterránea: Un viaje hacia el bienestar saludable

La Dieta Mediterránea es un plan de alimentación cardiosaludable inspirado en la cocina tradicional de los países ribereños del mar Mediterráneo. Hace énfasis en los alimentos de origen vegetal, las grasas saludables y el consumo moderado de proteínas, centrándose en la calidad, la variedad y el equilibrio.

Beneficios potenciales de la Dieta Mediterránea

Al adoptar esta dieta se puede mejorar la salud cardiovascular, perder peso, controlar mejor el azúcar en sangre y reducir el riesgo de enfermedades crónicas. Su naturaleza densa en nutrientes y rica en antioxidantes también favorece el bienestar general y la longevidad.

Embarcándose en la Dieta Mediterránea

Para empezar, incorpore gradualmente los principios dietéticos y las opciones alimentarias típicas del estilo de vida mediterráneo. Elija alimentos integrales y mínimamente procesados, y explore nuevos sabores y técnicas culinarias inspiradas en la cocina mediterránea.

Comidas para saborear

Disfrute de una diversa gama de alimentos de origen vegetal como frutas, verduras, cereales integrales, frutos secos, semillas y legumbres. Elija grasas saludables como el aceite de oliva, los aguacates y pescados grasos como el salmón y las sardinas. Consuma cantidades moderadas de proteínas magras, como aves de corral, huevos y productos lácteos.

Alimentos que debe limitar

Reduzca al mínimo la ingesta de carne roja, alimentos procesados, azúcares refinados y grasas poco saludables como las grasas trans y las saturadas. Consuma alcohol, sobre todo vino tinto, con moderación.

Muestra de mené semanal

Un menú de dieta mediterránea bien elaborado es rico en sabores, colores y texturas. Una semana de muestra podría incluir ensaladas integrales con verduras y hierbas frescas, pescado a la parrilla rociado con aceite de oliva, sopa de lentejas, pimientos rellenos de verduras y fruta fresca con yogur de postre. Adopte la dieta mediterránea para nutrir su cuerpo con comidas sanas y deliciosas, y embárquese en un viaje hacia la mejora de la salud, la vitalidad y la longevidad.

Lunes

- Desayuno: Yogur griego con fresas y semillas de chía

- Almuerzo: Un sándwich integral con hummus y verduras

- Cena: Una ensalada de atún con verduras y aceite de oliva, así como una ensalada de frutas

Martes

- Desayuno: Avena con arándanos
- Almuerzo: Fideos de calabacín Caprese con mozzarella, tomates cherry, aceite de oliva y vinagre balsámico
- Cena: Ensalada con tomates, aceitunas, pepinos, farro, trucha al horno y queso Feta

Miércoles

- Desayuno: Un omelette con champiñones, tomates y cebollas
- Almuerzo: Un sándwich integral con queso y verduras frescas
- Cena: Lasaña mediterránea

Jueves

- Desayuno: Yogur con rodajas de fruta y frutos secos
- Almuerzo: Una ensalada de quinoa con garbanzos
- Cena: Salmón a la plancha con arroz integral y verduras

Viernes

- Desayuno: Huevos y verduras salteadas con tostadas de pan integral

- Almuerzo: Barquitos de calabacín rellenos con pesto, salchicha de pavo, tomate, pimiento y queso

- Cena: Cordero a la parrilla con ensalada y patata asada

Sábado

- Desayuno: Avena con nueces y pasas o rodajas de manzana

- Almuerzo: Ensalada de lentejas con queso feta, tomates, pepinos y aceitunas

- Cena: Pizza mediterránea hecha con pan de pita integral y cubierta de queso, verduras y aceitunas

Domingo

- Desayuno: Un omelette con verduras y aceitunas

- Almuerzo: Tazón con queso feta, cebolla, tomate, hummus y arroz

- Cena: Pollo a la plancha con verduras, tiras de boniato fritas y fruta fresca

Por lo general, no es necesario contar las calorías ni hacer un seguimiento de los macronutrientes (proteínas, grasas y carbohidratos) en la dieta mediterránea, a menos que esté controlando sus niveles de glucosa. Es esencial consumir todos los alimentos con moderación y no excederse.

Sabiduría dietética para un corazón sano: Consejos y trucos prácticos

Cuidar su corazón es primordial, y las elecciones que haga en la mesa desempeñan un papel crucial para salvaguardar su bienestar cardiovascular. He aquí algunos consejos dietéticos esenciales para ayudarle a mantener un corazón sano:

1. **Control de las raciones: Domine este arte**

Comer en exceso puede provocar un aumento de peso, incrementando el riesgo de enfermedades cardiacas. Aprender a controlar el tamaño de las raciones es clave para mantener un peso saludable y reducir el esfuerzo cardiovascular. Utilice platos más pequeños, revise el tamaño de las raciones en las etiquetas de los alimentos y escuche las señales de hambre y saciedad de su cuerpo para evitar excederse.

2. **Un plato lleno de color: Disfrute de las verduras y las frutas**

Las verduras y las frutas son abundantes en vitaminas, minerales, fibra y antioxidantes que favorecen la salud del corazón. Intente llenar la mitad de su plato con una colorida variedad de estas potentes sustancias nutritivas. Incorpórelas a sus comidas como ensaladas, guarniciones o incluso como tentempiés saludables entre horas.

3. **La elección saludable: Elija cereales integrales**

Los cereales integrales, como el arroz integral, la quinoa, la avena y el trigo integral, son ricos en fibra y nutrientes esenciales que ayudan a regular la presión arterial y los niveles de colesterol. Sustituya los cereales refinados por opciones integrales para mejorar la salud del corazón y mantener estables los niveles de azúcar en sangre.

4. **Grasas: Cómo diferenciar las buenas de las malas**

No todas las grasas son iguales. Dé prioridad a las grasas saludables para el corazón, como las que se encuentran en el aceite de oliva, los frutos secos, las semillas y los aguacates, al tiempo que limita las grasas poco saludables, como las grasas trans y las grasas saturadas que se encuentran en los alimentos procesados y fritos. La moderación es clave, incluso con las grasas saludables, ya que son densas en calorías.

5. El poder de las proteínas: Magras y bajas en grasas

Escoja fuentes de proteínas bajas en grasa, como carnes magras, aves, pescado, alubias (frijoles), legumbres y productos lácteos bajos en grasa. El pescado, sobre todo las variedades grasas como el salmón y la caballa, es rico en ácidos grasos omega-3 que favorecen la salud del corazón. Intente incorporar al menos dos raciones de pescado a la semana.

6. Conocimiento sobre el sodio: Use poca sal

Un consumo excesivo de sodio puede elevar la presión arterial, aumentando el riesgo de enfermedades cardiacas. Limite los alimentos procesados, que suelen tener un alto contenido en sal, y condimente sus comidas con hierbas, especias y otros potenciadores del sabor bajos en sodio. Intente mantenerse dentro de las pautas de ingesta diaria de sodio recomendadas.

7. Planificar para tener éxito: Elaboración de menús diarios

Planificar sus comidas con anticipación le permite tomar decisiones más saludables y evitar opciones impulsivas y menos nutritivas. Cree un menú equilibrado que incorpore alimentos cardiosaludables y le permita cierta flexibilidad. Un menú bien planificado le ayuda a mantener el rumbo hacia sus metas dietéticas y agiliza la preparación de las comidas.

8. Consiéntase de forma consciente: El placer de los antojos ocasionales

Una dieta cardiosaludable no significa privarse por completo de los alimentos que le gustan. Permitirse un capricho de vez en cuando puede evitarle sentimientos de privación y ayudarle a mantenerse comprometido con sus hábitos alimentarios saludables. Disfrute de estos caprichos con conciencia y moderación.

Si incorpora estos consejos prácticos a su vida diaria, podrá cultivar una dieta cardiosaludable que no solo favorezca su sistema cardiovascular sino que también mejore su bienestar general. Recuerde, cada pequeño cambio suma para tener un impacto significativo en su salud.

¿Y qué pasa con la cafeína?

La cafeína, un estimulante natural presente en el café, se ha convertido en parte integrante de la rutina diaria de muchas personas. Sin embargo, sus efectos sobre la tensión arterial han suscitado preocupación, especialmente en las personas con hipertensión. Profundicemos en la conexión entre la cafeína y la presión arterial.

1. El empuje de la presión del café: La mecánica

La cafeína puede provocar un aumento temporal de la presión arterial al estimular la liberación de hormonas del estrés, como la adrenalina, que a su vez contraen los vasos sanguíneos y elevan la frecuencia cardiaca. La duración y magnitud exactas de este efecto pueden variar en función de factores individuales como la genética, la tolerancia y la sensibilidad a la cafeína.

2. El camino largo: El consumo prolongado de café

Aunque los efectos a corto plazo de la cafeína sobre la presión arterial están bien establecidos, el impacto a largo plazo está menos claro. Algunos estudios sugieren que el consumo habitual de café puede asociarse a un ligero aumento del riesgo de desarrollar hipertensión, mientras que otros indican que el organismo puede desarrollar una tolerancia a estos efectos con el paso del tiempo. Se necesitan más investigaciones para comprender plenamente las implicaciones a largo plazo del consumo habitual de café.

3. Hipertensión y café: Navegando por el dilema

Para los hipertensos, es crucial vigilar y controlar la presión arterial. Aunque no existe una respuesta única para todos, las personas con presión arterial alta deben tener en cuenta sus circunstancias particulares a la hora de decidir sobre el consumo de café.

Algunos pueden ser más sensibles a los efectos de la cafeína y deben limitar su consumo, mientras que otros pueden experimentar poco o ningún impacto en su presión arterial. Se recomienda consultar con un profesional de la salud para determinar el mejor curso de acción.

4. Dinámica del descafeinado: Una sacudida más suave

El café descafeinado contiene solo una fracción de la cafeína que se encuentra en el café normal, lo que lo convierte en una alternativa viable para quienes buscan minimizar los efectos de la cafeína sobre la presión arterial. Sin embargo, incluso el café descafeinado puede provocar un ligero y breve aumento de la presión arterial en algunos individuos. Prestar atención a la respuesta de su cuerpo es esencial para determinar si el café descafeinado es una opción adecuada.

5. Tiempo de hacer una pausa: Dejar de consumir café

Si observa que el consumo de café eleva considerablemente su presión arterial o agrava la hipertensión, puede que sea el momento de plantearse reducir o suspender su ingesta. Disminuir gradualmente su consumo de café puede ayudarle a prevenir síntomas de abstinencia como dolores de cabeza, fatiga e irritabilidad.

6. Más allá del grano: Alternativas al café

Para quienes deseen reducir o eliminar el consumo de café, existen varias alternativas que pueden proporcionar un ritual reconfortante sin preocuparse por la presión arterial. Las infusiones de hierbas, como la manzanilla o la menta, ofrecen sensación de calidez y sabor sin cafeína.

El té verde, aunque sigue conteniendo algo de cafeína, tiene una cantidad menor que el café y aporta antioxidantes que favorecen la salud. El café de raíz de achicoria, una opción sin cafeína, imita el sabor y el aroma del café y puede ser un sustituto satisfactorio.

Comprender la relación entre la cafeína y la presión arterial es esencial para tomar decisiones informadas sobre su consumo de café. Escuche a su cuerpo, consulte a un profesional médico y explore alternativas para encontrar el equilibrio adecuado para su salud y bienestar.

7. La cafeína en perspectiva: Un enfoque holístico

Cuando se evalúan los efectos de la cafeína sobre la presión arterial, es importante tener en cuenta el contexto más amplio de su estilo de vida y su salud en general. Factores como la dieta, el ejercicio, la gestión del estrés y la calidad del sueño desempeñan todos un papel importante en la determinación de su presión arterial y su salud cardiaca.

8. Consumo consciente: Conozca sus límites

Ser consciente de su tolerancia y sensibilidad personales a la cafeína puede ayudarle a tomar decisiones más informadas sobre el consumo de café. Preste atención a cómo reacciona su cuerpo a la cafeína y ajuste su consumo en consecuencia. Por lo general, se recomienda no superar los 400 mg de cafeína al día, lo que equivale aproximadamente a cuatro tazas de 8 onzas de café preparado.

9. La cafeína y más allá: El perfil nutricional del café

Aunque la atención se centra a menudo en el impacto de la cafeína sobre la presión arterial, es esencial reconocer que el café también contiene varios compuestos beneficiosos, como antioxidantes y polifenoles. Estos compuestos bioactivos pueden ayudar a reducir la inflamación, proteger contra el daño celular y favorecer la salud en general. La moderación es la clave: disfrute de los beneficios potenciales sin excederse.

10. La cafeína y el estilo de vida: Cómo encontrar el equilibrio

Cuando se trata de manejar la presión arterial y mantener la salud del corazón, es crucial un enfoque integral que abarque varios aspectos de su estilo de vida. Además de vigilar su consumo de cafeína, céntrese en comer una dieta equilibrada rica en alimentos integrales, practicar una actividad física regular, controlar el estrés mediante técnicas como la meditación o el yoga y dormir lo suficiente y de forma reparadora.

Navegar por la compleja relación entre la cafeína y la presión arterial requiere autoconciencia, conocimiento y capacidad de adaptación. Si incorpora un enfoque holístico de su salud y tiene en cuenta sus circunstancias particulares, podrá tomar decisiones bien informadas sobre el consumo de café que favorezcan su bienestar general y su salud cardíaca. Adopte un estilo de vida equilibrado y disfrute de su café—o de sus alternativas—de forma consciente y responsable.

Despensa cardiosaludable: 21 alimentos para nutrir y proteger su corazón

1. **Hierbas frescas:** Sabrosas alternativas a la sal, estas plantas aromáticas ayudan a reducir la ingesta de sodio y favorecen la salud del corazón.

2. **Alubias negras (Frijoles negros):** Ricos en fibra y proteínas, estas legumbres reducen el colesterol y mantienen estables los niveles de azúcar en sangre.

3. **Vino tinto y resveratrol:** El consumo moderado de vino tinto, que contiene el antioxidante resveratrol, puede proteger contra las enfermedades cardiacas.

4. **Salmón:** Este superalimento está repleto de ácidos grasos omega-3, que disminuyen la inflamación y mejoran la función cardiovascular.

5. **Atún:** Otra excelente fuente de omega-3, el atún favorece la salud del corazón y reduce la inflamación.

6. **Aceite de oliva:** Rico en grasas monoinsaturadas cardiosaludables, el aceite de oliva puede ayudar a reducir el colesterol malo y disminuir el riesgo de cardiopatías.

7. **Nueces:** Estos frutos secos aportan nutrientes esenciales, como omega-3, antioxidantes y fibra, que favorecen un corazón sano.

8. **Almendras:** Con un alto contenido en grasas monoinsaturadas, las almendras ayudan a reducir los niveles de colesterol y mejoran la salud del corazón.

9. **Edamame:** La soja es una gran fuente de proteínas vegetales, fibra y nutrientes cardiosaludables.

10. **Tofu:** Otra opción a base de soja, el tofu es bajo en grasas saturadas y alto en nutrientes, lo que favorece la salud del corazón.

11. **Boniatos (Camotes):** Repletos de vitaminas, minerales y fibra, estos tubérculos ayudan a regular la presión arterial y a mantener la salud del corazón.

12. **Naranjas:** Ricas en potasio y vitamina C, las naranjas favorecen una presión arterial sana y protegen el sistema cardiovascular.

13. **Acelgas:** Esta verdura de hoja verde tiene un alto contenido en magnesio y potasio, minerales esenciales para la salud del corazón.

14. **Cebada:** Grano integral que contiene fibra soluble, la cebada ayuda a reducir el colesterol y favorece el bienestar cardiovascular.

15. **Avena:** Rica en fibra y nutrientes, la avena reduce los niveles de colesterol y mejora la salud del corazón.

16. **Linaza:** Fuente vegetal de ácidos grasos omega-3, la linaza favorece la salud del corazón y reduce la inflamación.

17. **Yogur bajo en grasa:** Fuente rica en probióticos, calcio y proteínas, el yogur bajo en grasa favorece un corazón sano.

18. **Alimentos enriquecidos con esteroles:** Estos compuestos vegetales ayudan a reducir los niveles de colesterol, favoreciendo la

salud del corazón.

19. **Cerezas:** Con propiedades antiinflamatorias y antioxidantes, las cerezas ayudan a proteger el corazón.

20. **Arándanos:** Repletas de antioxidantes, estas bayas favorecen la salud del corazón y reducen la inflamación.

21. **Verduras de hoja verde oscura:** Densas en nutrientes y ricas en antioxidantes, las verduras de hoja verde como las espinacas y la col rizada contribuyen a un corazón sano.

Incorpore estos 21 alimentos cardiosaludables a su dieta para nutrir y proteger su sistema cardiovascular, fomentando el bienestar general. Modificar sus hábitos alimentarios puede contribuir significativamente a reducir su presión arterial.

Sin embargo, es esencial recordar que un enfoque integral para controlar la hipertensión arterial también implica hacer ejercicio y controlar el peso. En el próximo capítulo, exploraremos los papeles vitales que desempeñan la actividad física y el mantenimiento de un peso saludable para reducir su presión arterial de forma segura y eficaz. De este modo, podrá disminuir sus probabilidades de desarrollar enfermedades cardiacas y mejorar su bienestar general. ¡Es hora de adoptar un estilo de vida activo y emprender el viaje hacia una salud óptima!

5

Muévase y Piérdal

"Incluso cuando se sabe todo, el cuidado de un hombre aún no está completo porque solo comer no mantendrá bien a un hombre; también debe hacer ejercicio. Aunque poseen cualidades opuestas, la alimentación y el ejercicio trabajan juntos para producir salud". – Hipócrates.

Estas sabias palabras del mismísimo "Padre de la Medicina" subrayan una profunda verdad sobre nuestro bienestar: nuestro viaje hacia la salud es una intrincada danza entre la dieta y el ejercicio. Le diré por qué.

Imagine su cuerpo como un motor, alimentado por los alimentos que come, y el ejercicio actúa como el catalizador perfecto, mejorando la eficiencia de este motor. Este capítulo explora esta interacción, centrándose en el papel fundamental del ejercicio físico y el control del peso a la hora de reducir la presión arterial y mejorar la salud del corazón.

Este capítulo profundizará en la conexión entre el esfuerzo físico de nuestro cuerpo y la salud del corazón. Exploraremos cómo las diferentes formas de ejercicio contribuyen al control del peso y, en consecuencia, al control de la presión arterial.

Póngase en movimiento

Hay un viejo refrán que dice: "Un cuerpo en movimiento permanece en movimiento." Este principio no podría ser más cierto a la hora de controlar la presión arterial alta. La actividad física regular no es solo una recomendación, sino una necesidad, ya que actúa como un antídoto contra la hipertensión y como elixir para la salud general del corazón. Pero, ¿cómo lo consigue el ejercicio?

El ejercicio ayuda a reducir la presión arterial al mejorar la salud cardiovascular y aumentar la eficacia de nuestro sistema circulatorio. Al movernos, nuestro corazón, el músculo trabajador que es, bombea sangre por todo nuestro cuerpo con mayor eficacia. Esta eficacia reduce la fuerza sobre las paredes de nuestras arterias, disminuyendo así nuestra presión arterial. Es un ciclo sencillo pero poderoso que comienza con la decisión de ponerse en movimiento.

A medida que mantenemos un peso saludable, nuestros niveles de presión arterial tienden a normalizarse, lo que reduce la probabilidad de padecer hipertensión y los riesgos para la salud asociados. Además, la actividad física ayuda a controlar otros factores de riesgo sinónimos de hipertensión arterial. Tomemos como ejemplo la obesidad. El ejercicio regular ayuda a controlar el peso, reduciendo la tensión que el exceso de peso suele provocar en el corazón.

Para quienes luchan contra la diabetes, otro factor de riesgo de la presión arterial alta, el ejercicio es un aliado vital. La actividad física ayuda a regular los niveles de azúcar en sangre, aumenta la sensibilidad a la insulina y promueve un estado metabólico más saludable. Integrando el ejercicio regular en nuestra rutina, podemos controlar la diabetes con mayor eficacia, mitigando su impacto en nuestra presión arterial.

El estrés, un contribuyente silencioso a la presión arterial alta, puede controlarse de forma significativa mediante el ejercicio regular. La actividad física libera endorfinas, las sustancias naturales del cuerpo que levantan el ánimo, fomentando el bienestar y la relajación. Esta reducción del estrés puede ayudar indirectamente al control de la presión arterial, contribuyendo a la salud general de nuestro corazón.

Ahora, adentrémonos en los beneficios del ejercicio para la salud del corazón. La actividad física regular fortalece el músculo cardiaco, permitiéndole bombear la sangre con mayor eficacia, reduciendo así la presión sobre las arterias. Este efecto fortalecedor del corazón, con el tiempo, puede conducir a una disminución sostenible de la frecuencia cardiaca en reposo y de la presión arterial.

El ejercicio también promueve mejores perfiles lipídicos al aumentar los niveles de colesterol bueno (HDL) y reducir los de colesterol malo (LDL). Este equilibrio puede prevenir la acumulación de colesterol en las arterias, reduciendo el riesgo de aterosclerosis y enfermedades cardiacas.

Además, el aumento del flujo sanguíneo durante el ejercicio aporta más oxígeno y nutrientes esenciales a los tejidos, incluido el corazón. Esta mayor circulación favorece la curación y el crecimiento de las células, mejorando aún más la función y la estructura del sistema cardiovascular.

La actividad física también ayuda a mantener una función vascular saludable al mejorar la función endotelial, promover la remodelación vascular y aumentar la sensibilidad barorrefleja. Estos cambios pueden reducir aún más la presión arterial y contribuir a la salud general del corazón.

Más aún, a la hora de salvaguardar la salud del corazón, la actividad física lleva la corona. Sus beneficios van mucho más allá de quemar calorías o moldear el físico; es la pieza clave para mantener una salud cardiovascular óptima. Pero, ¿qué hace que el ejercicio regular sea un aliado tan poderoso para nuestro corazón?

1. El corazón es un músculo; como otros músculos, se fortalece con el ejercicio. La actividad física regular permite a nuestro corazón bombear sangre de forma más eficaz por todo el cuerpo, reduciendo la tensión de este órgano vital. Con el tiempo, esto disminuye el riesgo de enfermedades cardiacas, incluidas afecciones como la insuficiencia cardiaca.

2. El ejercicio influye positivamente en el flujo sanguíneo de múltiples maneras. Ayuda a las arterias a mantener su elasticidad, asegurando un flujo sanguíneo fluido y sin obstáculos. Una mejor

circulación también significa que llega más oxígeno y nutrientes vitales a los tejidos del cuerpo, lo que conduce a una mejor salud general y, en concreto, a un corazón más sano.

3. La actividad física regular ayuda a controlar los niveles de lípidos en sangre, concretamente los triglicéridos, y el colesterol.

4. El ejercicio desempeña un papel vital en la obtención y el mantenimiento de un peso saludable, que es crucial para la salud del corazón. El exceso de peso sobrecarga el corazón, aumentando el riesgo de hipertensión, colesterol alto y diabetes, todos ellos factores de riesgo de enfermedades cardiacas.

5. La actividad física regular ayuda a reducir la presión arterial, un beneficio clave para los hipertensos. Los efectos beneficiosos para el corazón del ejercicio se extienden más allá del periodo de entrenamiento, ya que la presión arterial suele permanecer más baja durante varias horas después del ejercicio.

6. El ejercicio es un eficaz antiestrés. Estimula la producción de endorfinas, las sustancias naturales del cuerpo que levantan el ánimo. Menos estrés se traduce en una presión arterial más baja con el tiempo, lo que reduce aún más el riesgo de enfermedades cardiacas.

7. La actividad física regular mejora la sensibilidad del organismo a la insulina, reduciendo el riesgo de diabetes de tipo 2, un importante factor de riesgo de cardiopatías. Para los que ya padecen diabetes, el ejercicio ayuda a controlar la enfermedad, disminuyendo su impacto en la salud del corazón.

En esencia, la relación entre el ejercicio regular y la salud del corazón es simbiótica. La actividad física nutre nuestro corazón, proporcionándole el apoyo que necesita para funcionar de forma óptima, mientras que nuestro corazón, a su vez, alimenta nuestra capacidad para mantenernos activos, en forma y sanos. Es un ciclo hermoso y beneficioso, y la inversión en ejercicio es realmente una inversión en un futuro más sano y feliz para el corazón.

Opciones de ejercicio para usted

Cuando se trata de los efectos beneficiosos del ejercicio sobre la presión arterial, la paciencia y la constancia son esenciales. Normalmente se necesitan entre uno y tres meses de ejercicio regular para ver un impacto tangible en los niveles de presión arterial. Y estos beneficios, al igual que las flores de un jardín bien cuidado, persisten solo mientras continúe con su régimen de ejercicio.

Pero, ¿qué tipo de ejercicio funciona mejor? He aquí la buena noticia: tiene opciones, y todas son ventajosas a su manera.

1. Ejercicio cardiovascular o aeróbico

Esta forma de ejercicio, que incluye actividades como correr, montar en bicicleta, nadar o incluso caminar a paso ligero, se dirige principalmente a su corazón y sus pulmones. El ejercicio aeróbico regular fortalece su corazón, haciéndolo más eficiente a la hora de bombear sangre y suministrar a su cuerpo el oxígeno que necesita. Esto ayuda a reducir la presión arterial y es excelente para la salud cardiovascular en general.

2. Entrenamiento de fuerza

Levantar pesas o utilizar bandas de resistencia son ejemplos de entrenamiento de fuerza. Aunque pueda parecer más adecuado para quienes buscan desarrollar músculo, también desempeña un papel fundamental en la salud del corazón. El entrenamiento de fuerza regular ayuda a reducir la grasa corporal, aumentar la masa muscular magra y quemar calorías de forma más eficiente. Esto, a su vez, ayuda a controlar el peso, un factor clave para mantener unos niveles de presión arterial saludables.

3. Entrenamiento de resistencia

Al igual que el entrenamiento de fuerza, implica el uso de pesas o bandas de resistencia. Sin embargo, también incluye ejercicios que utilizan su peso corporal (como flexiones o sentadillas). Esta forma de ejercicio no solo desarrolla la fuerza y quema calorías, sino que también puede ayudar a mejorar su tasa metabólica en reposo, contribuyendo al control del peso y, por tanto, a la gestión de la presión arterial.

4. Estiramiento

Aunque puede que los estiramientos no reduzcan directamente la presión arterial, desempeñan un papel de apoyo en su régimen general de ejercicio. Los estiramientos regulares mantienen su cuerpo flexible y sin lesiones, lo que le permite mantener una rutina de ejercicio constante. Además, prácticas como el yoga, que incluyen un énfasis en la respiración profunda y la relajación, pueden ayudar a reducir los niveles de estrés, un factor que contribuye a la presión arterial alta.

Recuerde, una rutina de ejercicio bien completa que incluya ejercicio cardiovascular, entrenamiento de fuerza, entrenamiento de resistencia y estiramientos es la receta secreta para combatir la hipertensión arterial y mejorar la salud del corazón. La clave está en mantenerse constante, ya que los frutos de sus esfuerzos, aunque no sean inmediatos, serán sin duda gratificantes. Su viaje hacia un corazón más sano es un maratón, no un esprint.

El arte de hacer ejercicio correctamente

Cuando se trata de hacer ejercicio, no se trata simplemente de hacerlo; se trata de hacerlo bien. La duración, la intensidad y la constancia de su rutina de ejercicios desempeñan un papel fundamental en el control eficaz de la presión arterial y el favorecimiento de la salud general del corazón.

Sumerjámonos en el marco óptimo de ejercicio, uno que sea beneficioso y sostenible.

1. La Regla de oro – 30 minutos de actividad moderada

Tanto si le gusta caminar a paso ligero, dar un paseo tranquilo en bicicleta o asistir a una animada clase de baile, realizar una actividad moderada durante al menos 30 minutos cinco días a la semana sienta las bases de una rutina de ejercicio cardiosaludable. Estas metas son tan pragmáticas como beneficiosas, y están diseñadas para adaptarse a las agendas más ocupadas.

2. ¿Corto de tiempo? ¡Intensifíquelo!

Cuando las limitaciones de tiempo desafíen su compromiso, ¡no se desespere! La belleza del ejercicio reside en su flexibilidad. Si sacar 30 minutos le resulta difícil, considere actividades vigorosas como trotar (jogging) o el entrenamiento a intervalos de alta intensidad (HIIT, por sus siglas en inglés). Una sesión concentrada de 20 minutos de este tipo de ejercicio vigoroso, tres o cuatro días a la semana, puede reportar los mismos beneficios para la salud del corazón que sesiones de actividad más largas y moderadas.

3. Empiece por el principio – Lo gradual es bueno

Si se encuentra al principio de su viaje de ejercicio, anímese sabiendo que todo viaje comienza con un solo paso. Apueste inicialmente por la constancia frente a la intensidad. Aumente gradualmente la cantidad de ejercicio recomendada a lo largo de unas semanas, respetando el ritmo y las limitaciones de su cuerpo.

4. El calentamiento – El preludio de un entrenamiento seguro

Un entrenamiento seguro y eficaz comienza con un calentamiento. Considérelo la suave llamada de atención que prepara su cuerpo para la actividad que le espera. Comience con una rutina de calentamiento de 5 a 10 minutos que aumente lentamente su ritmo cardiaco a la vez que afloja sus músculos y articulaciones. La clave es aumentar la intensidad gradualmente; un buen indicador es ser capaz de mantener una conversación mientras se ejercita.

5. Enfriamiento - Un momento esencial

El ejercicio es un ciclo, y su culminación radica en un periodo de enfriamiento adecuado. Después de un entrenamiento, tómese unos minutos para reducir gradualmente su nivel de actividad. Esta fase de enfriamiento es especialmente importante para las personas con presión arterial alta. Permite que la frecuencia cardíaca y la presión arterial vuelvan a los niveles de reposo de forma gradual, reduciendo la tensión en el corazón.

En definitiva, la rutina de ejercicio perfecta se adapta sin problemas a su estilo de vida, es agradable y respeta las necesidades y limitaciones de su cuerpo. Recuerde que el verdadero valor del ejercicio reside en su regularidad más que en su intensidad. Y como cualquier buen hábito, los beneficios del ejercicio se acumulan con el tiempo. Su compromiso de hoy, por pequeño que parezca, es una inversión en un futuro más sano y feliz para su corazón.

Cómo mantener el rumbo: Cultivar una rutina de ejercicio sostenible

Mantener una rutina de ejercicio puede ser un reto, especialmente en nuestras vidas siempre ajetreadas. Sin embargo, la constancia es el alma de un régimen de ejercicio beneficioso. He aquí algunas estrategias que le ayudarán a mantener ese compromiso con la salud de su corazón:

1. Elija una actividad de ejercicio con la que disfrute. No se trata simplemente de "ponerse en forma", sino de encontrar la alegría en el movimiento y crear un espacio en su día que le haga ilusión. Ya sea la paz del yoga, el ritmo de la danza o la emoción del ciclismo, asegúrese de que es algo que habla a su espíritu.

2. Establezca metas de acondicionamiento físico realistas y alcanzables. Aunque la meta principal es la salud del corazón, tener objetivos más pequeños y mensurables puede ser increíblemente motivador. Podría ser caminar un kilómetro más, recortar un

minuto a su tiempo de carrera o dominar una nueva postura de yoga. Celebre estos logros; son pasos en su camino hacia la salud cardíaca.

3. Si establece un horario regular para hacer ejercicio, pasará de ser una tarea pendiente a convertirse en un hábito. Si es una persona matutina, aproveche esa energía para empezar el día con energía. Si las tardes son su momento, relájese con una relajante sesión de yoga. Encuentre un ritmo que se adapte a su estilo de vida.

4. En los días en los que el tiempo escasea o los niveles de energía son bajos, recuerde que un entrenamiento más corto es mejor que no entrenar en absoluto. Incluso un paseo enérgico de 10 minutos contribuye a alcanzar su meta. La constancia triunfa sobre la duración.

5. Realice actividades físicas con un compañero o en grupo. Hacer ejercicio con otras personas puede ser divertido y motivador. Crea un sentido de comunidad y responsabilidad, que puede ayudarle a mantenerse en el buen camino.

6. Incorpore variedad a su rutina para evitar el aburrimiento. Pruebe nuevas actividades, alterne entre distintos tipos de ejercicios o cambie su ambiente de entrenamiento. La variedad mantiene sus entrenamientos frescos y emocionantes.

7. Descanse cuando lo necesite, modifique los ejercicios cuando sea necesario y busque asesoramiento profesional si tiene algún problema de salud. Una rutina de ejercicios debe respetar las necesidades y limitaciones de su cuerpo.

Recuerde que el ejercicio es una celebración de lo que su cuerpo puede hacer, no un castigo por lo que come. Deje que esta perspectiva le guíe para cultivar una rutina de ejercicios que mejore no solo su salud cardíaca, sino también su bienestar general.

Pautas de ejercicio para personas mayores

A lo largo de las distintas etapas de la vida, nuestro cuerpo experimenta diversos cambios. Sin embargo, una constante permanece: la importancia de la actividad física. Independientemente de la edad, el ejercicio desempeña un papel vital en el mantenimiento de nuestra salud y bienestar. Sin embargo, a medida que envejecemos, el enfoque de la actividad física requiere más precaución y cuidado, ya que hay que dar prioridad a las condiciones de salud y las capacidades personales.

Se recomienda a los adultos mayores que realicen al menos 150 minutos de actividad aeróbica de intensidad moderada a la semana, o 75 minutos de actividad de intensidad vigorosa, junto con actividades de fortalecimiento muscular al menos dos veces por semana. Pero recuerde que se trata de directrices generales y que deben ajustarse a las capacidades individuales y a las circunstancias de salud.

La consulta con un profesional de la salud puede ayudar a diseñar un régimen de ejercicio que respete sus consideraciones específicas y, al mismo tiempo, optimice la salud de su corazón y su bienestar general. Para los adultos mayores que se inician en la actividad física regular, el mejor consejo es empezar despacio. Iniciar su régimen de ejercicio físico con actividades de bajo impacto, como caminar, es una opción excelente.

Con el tiempo, la intensidad y la duración pueden aumentarse gradualmente. Incluya en su régimen ejercicios que fomenten la flexibilidad, el equilibrio y la fuerza, como el yoga suave o el Tai Chi. Y lo más importante, escuche a su cuerpo y recuerde descansar cuando sea necesario.

Antes de iniciar o modificar una rutina de ejercicios, es crucial que mantenga una conversación detallada con su proveedor de atención médica. Cuatro preguntas esenciales deben guiar esta discusión:

1. "¿Qué tipos de ejercicios serían adecuados para mí?"

Fundamento: Esta pregunta ayuda a determinar qué formas de ejercicio se ajustan a su estado de salud actual, su nivel de forma física y sus preferencias personales. Cada persona es única, y lo que funciona bien para una persona puede no funcionar tan bien para otra. Su profesional sanitario puede evaluar su estado físico actual y recomendarle ejercicios que se adapten a su nivel de forma física. Por ejemplo, si tiene problemas articulares, ejercicios de bajo impacto como la natación o el ciclismo pueden ser adecuados.

2. "¿Hay algún ejercicio o actividad que deba evitar?"

Fundamento: Ciertas condiciones de salud pueden hacer que determinados ejercicios sean arriesgados. Es esencial identificar estos problemas potenciales para evitar daños y complicaciones innecesarias. Dependiendo de su estado de salud, su proveedor de atención sanitaria podría desaconsejarle ciertos ejercicios de alto impacto o extenuantes. Por ejemplo, las personas con afecciones cardiacas podrían necesitar evitar ejercicios de cardio demasiado intensos.

3. "¿Cómo afecta mi estado de salud a mi capacidad para hacer ejercicio?"

Fundamento: Su estado general de salud y cualquier enfermedad preexistente pueden influir directamente en su capacidad para hacer ejercicio. Ciertas enfermedades requieren cuidados y precauciones particulares durante la actividad física. Por ejemplo, si tiene osteoporosis, los ejercicios con pesas pueden ser beneficiosos, pero con precaución para evitar fracturas. Si tiene diabetes, su médico le aconsejará sobre el control de los niveles de azúcar en sangre durante y después del ejercicio.

4. " ¿Tengo al día mis cuidados preventivos?"

Fundamento: Mantener al día su atención preventiva le asegura que está haciendo ejercicio con la certeza de que cualquier problema de salud subyacente está controlado y que no está poniendo su salud en riesgo innecesariamente. Su médico puede orientarle sobre las revisiones, pruebas o vacunas necesarias. Por ejemplo, si corre el riesgo de sufrir una enfermedad cardíaca, es fundamental que se haga revisiones periódicas del colesterol y la presión arterial.

Recuerde que estas respuestas deben servirle de guía y que siempre debe consultar a su proveedor de atención sanitaria para obtener un asesoramiento personalizado. En todos los casos, las metas principales son realizar actividad física de forma segura y eficaz para mejorar su salud y bienestar general.

Comprender qué ejercicios pueden verse limitados por determinadas condiciones de salud puede ayudarle a evitar daños innecesarios y a concentrarse en actividades seguras y beneficiosas. Además, ser consciente de cómo influyen las enfermedades específicas en la capacidad de ejercicio y las precauciones que hay que tomar permite adoptar un programa de preparación física a la medida.

Por último, asegurar que sus análisis y pruebas preventivas están al día le proporciona la confianza necesaria para participar en actividades físicas, sabiendo que cualquier problema de salud subyacente está controlado eficazmente. Estas discusiones y consideraciones son igualmente importantes para ambos sexos. A pesar de que hombres y mujeres se enfrentan a riesgos similares debidos a la inactividad, como enfermedades cardíacas, diabetes y osteoporosis, factores específicos como los cambios relacionados con la menopausia en las mujeres merece una atención adicional.

Hacer ejercicio en los años dorados no consiste únicamente en mantener la salud del corazón. Es integral para la independencia, la mejora del estado de ánimo y el aumento de la calidad de vida en general. Con la orientación adecuada y un enfoque personalizado, los adultos mayores pueden entretejer una rutina de ejercicio físico en su estilo de vida que realmente añada vida a sus años y años a su vida.

Cómo superar sus miedos

Comenzar una rutina de ejercicios o reintroducir la actividad física en su vida puede ser una tarea intimidante, sobre todo cuando se enfrenta a incertidumbres y temores. Es normal tener aprensiones, pero es crucial no dejar que estos temores le impidan adoptar un estilo de vida más saludable. Enfrentémonos a estos siete miedos habituales al ejercicio físico y exploremos cómo vencerlos:

1. El miedo de empezar de nuevo después de un largo paréntesis

Si ha pasado mucho tiempo desde la última vez que hizo ejercicio con regularidad, la idea de empezar puede parecerle abrumadora. Para vencer este miedo, empiece poco a poco y vaya aumentando gradualmente. Elija actividades de bajo impacto como caminar o nadar que sean fáciles para sus articulaciones y no requieran habilidades especiales. Es importante recordar que todo viaje comienza con un solo paso, y está perfectamente bien empezar despacio y progresar a su propio ritmo.

2. El miedo a levantar pesas

El levantamiento de pesas puede resultar intimidante, sobre todo si es nuevo en él o le preocupa el riesgo de lesiones. Pero el entrenamiento de fuerza es crucial para mantener la masa muscular y la densidad ósea, especialmente a medida que envejecemos. Comience con pesas ligeras o bandas de resistencia y aumente gradualmente la resistencia a medida que mejora su fuerza. Considere la posibilidad de contratar a un entrenador personal o de apuntarse a una clase en grupo para principiantes para aprender las técnicas adecuadas.

3. El temor de caerse

El miedo a caerse y lesionarse es válido, sobre todo para los adultos mayores. Los ejercicios de equilibrio y el entrenamiento de fuerza pueden ayudar a reducir este miedo mejorando su estabilidad y coordinación. El Tai Chi y el yoga son excelentes opciones para mejorar el equilibrio.

Si lo necesita, utilice equipos de apoyo como barandillas o máquinas de ejercicios para mantener la estabilidad.

4. El miedo a inducirse un infarto

Si bien es cierto que el esfuerzo físico puede estresar el corazón, el tipo y la cantidad adecuados de ejercicio son beneficiosos para la salud cardiovascular. Comience con actividades moderadas y aumente su intensidad gradualmente. Asegúrese de que su médico le da el visto bueno antes de empezar un régimen de ejercicio, especialmente si tiene antecedentes de enfermedad cardiovascular.

5. El temor a agravar el dolor articular

Es un error común creer que el ejercicio empeorará el dolor articular. En realidad, las actividades regulares de bajo impacto pueden ayudar a aliviar el dolor articular al fortalecer los músculos que rodean las articulaciones y aumentar la flexibilidad. Considere ejercicios como la natación, el ciclismo o el aeróbic acuático, que son suaves para las rodillas.

6. El miedo a alterar el control de la glucemia

En efecto, la actividad física puede influir en los niveles de azúcar en sangre. Sin embargo, con un control adecuado, el ejercicio es muy beneficioso para las personas con diabetes. Controle sus niveles de azúcar en sangre antes y después del ejercicio y haga los ajustes necesarios en sus comidas o medicación con la orientación de su médico.

7. El pavor a ser demasiado débil, viejo o discapacitado

La edad o la discapacidad no deben impedirle hacer ejercicio. Todo el mundo, independientemente de su edad, capacidad o estado de salud, puede beneficiarse de la actividad física. Adapte el ejercicio a sus capacidades: los ejercicios sentados o de bajo impacto pueden ser opciones eficaces. Recuerde consultar con profesionales sanitarios o fisioterapeutas que puedan ayudarle a diseñar un plan de ejercicios seguro y adecuado para usted.

En última instancia, estos temores, aunque válidos, no deben impedir su camino hacia una mejor salud. Empiece despacio, busque orientación profesional, escuche a su cuerpo y amplíe gradualmente sus límites. La buena forma física no es un destino sino una forma de vida, y nunca es demasiado tarde para empezar a vivir de forma saludable.

Construyendo Una Comunidad

"La mejor manera de mantener baja su presión arterial es saber qué la hace subir." – Meister Johansen

Me gustaría pedirle que se tome un momento para pensar en cómo se sintió cuando recibió su diagnóstico por primera vez.

¿Qué emociones le recorrieron? ¿Estaba asustado(a)? ¿Ansioso(a)? ¿Abrumado(a)? ¿Se preguntó en qué se había equivocado o si todo esto era culpa suya?

Todas estas son reacciones comunes al recibir un diagnóstico de presión arterial alta, y he sido testigo de cómo las experimentaron innumerables pacientes. Enfrentarse de repente a toda una vida de vigilancia y medicación es abrumador, y puede hacerle sentir muy aislado, aunque sepa que muchas otras personas viven con esta enfermedad.

Por eso me comprometo a apoyar al mayor número posible de personas – y para ayudarme a hacerlo, me gustaría pedirle que se involucre.

La buena noticia es que hacerlo apenas hará un rasguño en su agenda, y ni siquiera tendrá que dejar su silla. Todo lo que me gustaría que hiciera es dejar una reseña.

Al dejar una reseña de este libro en Amazon, ayudará a que otras personas que viven con presión arterial alta se sientan menos solas y les dirigirá en la dirección del apoyo y la orientación que están buscando.

Simplemente con contar a los nuevos lectores cómo le ha ayudado este libro y lo que encontrarán en su interior, me ayudará a proporcionar apoyo a más personas.

Muchas gracias por su ayuda. No podemos invertir esa sensación que alguien tiene cuando recibe el diagnóstico por primera vez, pero podemos ayudarle a tomar el control para seguir adelante. Juntos, podemos construir una comunidad.

6

Descanso y Relajación

Aunque es habitual oír hablar de la importancia de la dieta y el ejercicio para controlar la presión arterial y salvaguardar la salud de nuestro corazón, a menudo pasamos por alto otros dos elementos cruciales que contribuyen a ello: un sueño de calidad y un manejo eficaz del estrés. Aunque silenciosos en su funcionamiento, estos arquitectos invisibles de la salud son poderosos en su impacto.

El viejo adagio "Dormir es la mejor meditación" del Dalai Lama capta la esencia de lo que este capítulo pretende explorar. Como un dedicado trabajador del turno de noche, el sueño de calidad nos rejuvenece silenciosamente, repara nuestro cuerpo y nos prepara para las batallas del día siguiente. Al mismo tiempo, el manejo eficaz del estrés asegura que nuestra armadura emocional esté siempre lista para afrontar los retos de la vida.

En este capítulo, profundizaremos en los intrincados aspectos de estos componentes críticos para la salud, desentrañando sus repercusiones directas e indirectas en los niveles de presión arterial. Al tiempo que desvelo los mecanismos del sueño reparador y el poder de mantener a raya el estrés, le proporcionaré medidas prácticas y procesables que podrá incorporar a sus rutinas diarias.

Adoptar la triple estrategia del sueño de calidad, los descansos reparadores y alimentar la tranquilidad forma una sólida línea de defensa en la lucha contra la hipertensión. Cada componente sirve como una pieza única del rompecabezas que, cuando se combina, potencia la salud general de su corazón. Durante el sueño, nuestros cuerpos y mentes se embarcan en una silenciosa pero esencial misión de restauración.

Este período de descanso sin interrupciones nos permite repararnos del desgaste del día, lo que nos lleva a un amanecer refrescante. Sin embargo, la escasez o insuficiencia del sueño puede desencadenar una reacción en cadena, aumentando las hormonas del estrés que pueden elevar la presión arterial y dar lugar a problemas de salud adicionales. Por lo tanto, fomentar un ambiente de sueño propicio para noches de descanso se hace necesario para llevar una vida sana.

Intercalar momentos de serenidad dentro de nuestro día es otra clave para controlar la presión arterial. Los métodos pueden variar desde ejercicios de respiración profunda hasta la meditación o simplemente sumergirse en un pasatiempo tranquilizador. Estas prácticas ayudan a reducir los niveles de estrés, sirviendo eficazmente como antídoto contra el bombardeo constante de los retos de la vida.

El estrés crónico, una fuerza a menudo silenciosa pero destructiva, está relacionado con la hipertensión arterial y otras complicaciones de salud. Por lo tanto, al igual que un marinero experto que surca mares tormentosos, la capacidad de mantener el estrés bajo control se convierte en una habilidad esencial. Aplicar técnicas eficaces de gestión del estrés ayuda a mantener unos niveles equilibrados de presión arterial, contribuyendo a la longevidad de su corazón. Al entrelazar un sueño adecuado, momentos de calma y el control del estrés, construimos un sólido baluarte para la salud de nuestro corazón.

El sueño

El sueño: Es una experiencia universal pero envuelta en un velo de misterio. Es un proceso biológico fascinante que los científicos siguen desentrañando con fervor. Pero, ¿qué es exactamente el sueño y por qué es tan importante? Vamos a sumergirnos en este mundo nocturno que encierra la clave de nuestra salud y bienestar.

El sueño es un estado natural y recurrente de la mente y el cuerpo caracterizado por una alteración de la conciencia, una actividad sensorial relativamente inhibida, una reducción de las interacciones con el entorno y un complejo ballet de actividades cerebrales. Este estado se divide en dos categorías generales: El sueño de movimientos oculares rápidos (REM, por sus siglas en inglés) y el sueño no REM.

El sueño no-REM se clasifica a su vez en tres etapas. La primera etapa representa el puente entre la vigilia y el sueño, un periodo de sueño ligero en el que se reducen los latidos del corazón, la respiración y los movimientos oculares. La segunda etapa ve la desaceleración continuada de estos procesos fisiológicos junto con las ondas cerebrales, con ráfagas ocasionales de actividad eléctrica. La tercera etapa, a menudo llamada sueño profundo, es vital para sentirse fresco y revitalizado al día siguiente.

El sueño REM, que se produce aproximadamente 90 minutos después de quedarse dormido, se caracteriza por movimientos oculares rápidos, aumento de la frecuencia respiratoria y de la actividad cerebral. Es durante esta etapa cuando a menudo se producen sueños vívidos. Estas etapas del sueño forman un ciclo que se repite varias veces durante la noche, y cada etapa desempeña un papel único en el proceso de rejuvenecimiento físico y mental.

No se puede exagerar la importancia del sueño. Es durante este precioso tiempo cuando el cuerpo se embarca en un trabajo de mantenimiento esencial. Los tejidos se reparan, los músculos se reconstruyen y las hormonas se regulan. También es durante el sueño cuando el cerebro procesa y consolida los recuerdos, elimina las toxinas y se recarga para el día siguiente.

Los mecanismos del sueño implican una intrincada danza entre varias regiones del cerebro, hormonas y neurotransmisores. El hipotálamo, una pequeña región en la base del cerebro, alberga grupos de células nerviosas que actúan como centros de control que afectan al sueño y a la excitación.

Las interacciones entre estas células nerviosas, hormonas como la melatonina, y neurotransmisores como el GABA y la glicina, contribuyen todos al momento, la calidad y la profundidad de nuestro sueño.

En resumen, el sueño es una función biológica esencial con etapas y mecanismos complejos. Desempeña un papel fundamental en el mantenimiento de la salud física, la función cognitiva y el bienestar emocional. Comprender la importancia del sueño, sus etapas y sus mecanismos puede darnos una idea de cómo podemos priorizar y optimizar mejor este componente vital de nuestras vidas.

El sueño y la salud del corazón comparten una compleja y profunda relación que subraya la importancia vital de obtener un descanso de calidad. De hecho, cuando nos entregamos a la noche, no solo nos adentramos en un reino de sueños; también entramos en una fase crucial de restauración y reparación cardiovascular.

El sueño proporciona una ventana única para que nuestro corazón descanse de su incesante trabajo. Durante un sueño de calidad, nuestro ritmo cardiaco y presión arterial descienden significativamente, dando a nuestro sistema cardiovascular un descanso muy necesario. Este periodo reparador también ofrece la oportunidad al corazón y al sistema vascular de reparar cualquier daño causado por los factores estresantes del día.

Además, unos patrones de sueño saludables pueden promover la mejora de los niveles de colesterol y reducir la inflamación, dos factores primordiales para mantener la salud del corazón y minimizar el riesgo de enfermedades cardiovasculares.

Por otro lado, dormir mal o padecer trastornos del sueño como la apnea pueden tener efectos nocivos sobre la función cardiaca. Estos problemas pueden provocar latidos irregulares del corazón, presión arterial más alta, aumento de la inflamación y elevación de las hormonas del estrés. Estos efectos no solo suponen una sobrecarga para el corazón, sino que también pueden aumentar el riesgo de enfermedades cardiacas como la hipertensión, el infarto y la insuficiencia cardiaca.

En esencia, dormir bien no es solo un lujo, es una necesidad para tener un corazón sano y una vida más saludable.

Problemas de sueño y enfermedades cardíacas

El sueño no es simplemente un estado pasivo y reparador—se trata de un intrincado proceso fisiológico que, cuando se interrumpe, puede tener implicaciones de gran alcance para la salud cardiovascular. Diversos trastornos e irregularidades del sueño se han asociado a un mayor riesgo de enfermedades cardiacas, y esta conexión se hace aún más significativa a medida que envejecemos.

La apnea del sueño, caracterizada por episodios de interrupción de la respiración durante el sueño, es un trastorno común que altera la calidad del sueño. Esta afección puede causar descensos repentinos de los niveles de oxígeno en sangre, lo que provoca un aumento de la presión arterial y una sobrecarga del sistema cardiovascular, elevando el riesgo de cardiopatías y accidentes cerebrovasculares.

Además, el insomnio, una afección en la que las personas tienen dificultades para conciliar el sueño o permanecer dormidas, puede conducir a una privación crónica del sueño. Esta falta de sueño puede elevar las hormonas del estrés, aumentar la presión arterial y estimular la inflamación, creando un ambiente propicio para las enfermedades cardiovasculares.

A medida que envejecemos, los cambios en nuestra arquitectura del sueño se hacen evidentes. Las personas mayores experimentan a menudo una reducción del sueño profundo (REM), se despiertan con más frecuencia y les puede resultar más difícil conciliar el sueño. Varios factores contribuyen a estos cambios, entre ellos los cambios en el ritmo circadiano, las alteraciones en el estilo de vida y las afecciones de salud asociadas a menudo con el envejecimiento.

Los cambios en el ritmo circadiano, nuestro reloj biológico interno que regula los ciclos de sueño-vigilia, pueden provocar que las horas de sueño y vigilia sean más temprano. Las alteraciones del estilo de vida, como la jubilación, pueden alterar los horarios de sueño anteriores. Además, problemas de salud como el dolor crónico, el agrandamiento de la próstata o los síntomas de la menopausia pueden provocar despertares nocturnos frecuentes.

Estas alteraciones del sueño relacionadas con la edad pueden exacerbar aún más los riesgos de trastornos del sueño, que a su vez pueden repercutir negativamente en la salud del corazón. Dadas estas complejidades, comprender y abordar los problemas del sueño se vuelve aún más crítico a medida que envejecemos, no solo para la salud del corazón sino para el bienestar general.

A medida que envejecemos, aumenta nuestra susceptibilidad a ciertas irregularidades del sueño, que pueden repercutir negativamente en la calidad de nuestro sueño y en los niveles de oxígeno del cerebro. Una de estas afecciones notables es la apnea del sueño, marcada por síntomas distintivos como ronquidos pronunciados, pausas intermitentes en la respiración mientras dormimos y una sensación generalizada de fatiga durante el día.

Estos síntomas no solo perturban un sueño tranquilo, sino que también tienen consecuencias de gran alcance para la salud en general. Un aspecto significativo está relacionado con el descenso de los niveles de oxígeno en el cerebro que se produce durante las pausas en la respiración, lo que puede dar lugar a una serie de problemas neurológicos y cognitivos.

Además, las alteraciones provocadas por la apnea del sueño pueden desencadenar una cascada de respuestas fisiológicas. Cada episodio de respiración detenida sacude el cuerpo desde el sueño profundo a una etapa más ligera o incluso a la vigilia completa, impidiendo las etapas de sueño reparador que son clave para las funciones cognitivas y la recuperación física.

También se ha reconocido que la apnea del sueño contribuye en gran medida a la hipertensión, un tema tratado en un capítulo anterior. La privación repetida de oxígeno y los posteriores periodos de recuperación provocan un aumento de la frecuencia cardiaca y un repunte de los niveles de presión arterial, ejerciendo un estrés excesivo sobre el sistema cardiovascular. Con el tiempo, este estrés crónico puede dar lugar a una presión arterial alta sostenida, incluso durante las horas de vigilia, amplificando el riesgo de complicaciones relacionadas con el corazón.

Es importante destacar que la relación entre la apnea del sueño y la presión arterial alta sigue siendo muy estrecha, independientemente de otros posibles factores contribuyentes. Por lo tanto, a medida que envejecemos, comprender y tratar afecciones como la apnea del sueño se convierte en algo fundamental para mantener no solo un sueño reparador, sino también la salud cardiovascular a largo plazo.

Consejos para mejorar el sueño

1. **Aproveche la luz del día**: Aproveche el poder de la luz natural durante las horas diurnas. La exposición a la luz brillante ayuda a mantener el ritmo circadiano de su cuerpo, el proceso interno natural que regula su ciclo de sueño-vigilia.

2. **Toque de queda nocturno a la luz azul:** Limite su exposición a la luz azul— que es emitida por las pantallas digitales y la iluminación artificial—por la noche. Este tipo de luz puede interferir con su ritmo circadiano y la producción de melatonina, una hormona que indica a su cuerpo cuándo es el momento de dormir.

3. **Toque de queda de cafeína:** Evite consumir bebidas con cafeína a última hora del día. La cafeína puede permanecer elevada en su sangre durante 6-8 horas, alterando potencialmente su sueño si se consume tarde.

4. **Duerma la siesta con precaución:** Aunque las siestas diur-

nas pueden ser refrescantes, las siestas largas o irregulares pueden repercutir negativamente en la calidad de su sueño nocturno. Si tiene que echarse una siesta, que sea corta y constante.

5. **La consistencia es la clave:** Intente mantener un horario de sueño regular, acostándose y despertándose a la misma hora cada día. Este hábito puede mejorar la calidad del sueño al alinear su rutina de sueño con el reloj interno de su cuerpo.

6. **Abstinencia de alcohol:** El alcohol puede interferir en su ciclo de sueño y en la calidad del mismo, haciéndole más propenso a despertarse durante la noche.

7. **Cree un refugio para el sueño:** El ambiente de su dormitorio influye significativamente en su capacidad para conciliar el sueño. Factores como el ruido, la luz y la disposición de los muebles deben optimizarse para conciliar el sueño.

8. **Hágalo más fresco:** Experimente con diferentes temperaturas para encontrar el ambiente que más le convenga. La mayoría de las personas duermen mejor en una habitación más fría.

9. **Horario de las cenas:** Evite las comidas abundantes a última hora de la tarde. Su cuerpo necesita tiempo para digerir antes de dormir, y un estómago lleno puede mantenerle despierto.

10. **Relajación nocturna:** Incorpore actividades calmantes a su rutina nocturna. Técnicas como la meditación, la respiración profunda o el yoga suave pueden ayudar a relajar su mente y preparar su cuerpo para el sueño.

11. **El poder del calor:** Considere la posibilidad de darse un baño o una ducha relajante antes de acostarse. El aumento y posterior

descenso de la temperatura corporal puede favorecer la sensación de somnolencia.

12. **Evalúe su salud del sueño:** Si constantemente tiene dificultades para dormir, es posible que padezca un trastorno del sueño. Consulte a un profesional sanitario para una evaluación adecuada.

13. **Invierta en comodidad:** Su cama, colchón y almohada desempeñan un papel importante en la calidad del sueño. Dé prioridad a la comodidad y al apoyo adecuado para asegurar el mejor sueño posible.

14. **Mueva su cuerpo:** La actividad física regular puede ayudarle a dormir mejor. Sin embargo, intente evitar los entrenamientos extenuantes cerca de la hora de acostarse, ya que pueden interferir con el sueño.

15. **Limitación de líquidos:** Beber líquidos antes de acostarse puede provocar molestas idas al baño a media noche. Intente reducir al mínimo su ingesta en las horas previas a acostarse.

Manejo del estrés

El estrés es una experiencia humana universal, una respuesta psicológica y fisiológica a las exigencias, retos y presiones de la vida. Es la forma que tiene su cuerpo de protegerle y responder a cualquier tipo de exigencia o amenaza, esencialmente una respuesta de "lucha o huida" ante un peligro percibido. Sin embargo, cuando esta respuesta se activa de forma crónica, puede tener efectos perjudiciales para su salud, incluidos el corazón y la presión arterial.

Las hormonas del estrés, como la adrenalina y el cortisol, se liberan en su torrente sanguíneo cuando se enfrenta a una situación estresante. Estas hormonas provocan un aumento del ritmo cardíaco, un aumento de la energía y un estrechamiento de los vasos sanguíneos, todos ellos mecanismos diseñados para la supervivencia durante una amenaza percibida.

Desafortunadamente, el estrés repetido o crónico puede mantener activados estos cambios fisiológicos, dando lugar a una presión arterial persistentemente alta, también conocida como hipertensión. La hipertensión es un importante factor de riesgo de enfermedades cardiacas y derrames cerebrales, entre otras complicaciones.

Entonces, ¿cómo podemos manejar el estrés para controlar mejor la presión arterial? La respuesta está en una combinación de modificaciones del estilo de vida, técnicas de relajación y estrategias de afrontamiento saludables. He aquí algunos pasos prácticos:

1. **Ejercicios mente-cuerpo:** Técnicas como la meditación, el yoga y los ejercicios de respiración profunda pueden ayudar a reducir el estrés calmando la mente y relajando el cuerpo. Su práctica regular puede ayudar a reducir el ritmo cardíaco y la presión arterial, favoreciendo la salud general del corazón.

2. **Actividad física:** El ejercicio regular libera endorfinas, las sustancias naturales del cuerpo que levantan el ánimo. También ayuda a bajar la presión arterial al hacer que su corazón sea más fuerte y más eficiente en el bombeo de la sangre.

3. **Dieta equilibrada:** Consumir una dieta equilibrada rica en frutas, verduras, proteínas magras y cereales integrales puede mantener su cuerpo nutrido y equipado para manejar el estrés.

4. **Sueño reparador:** Un sueño de calidad es crucial para controlar el estrés. El sueño ayuda a su cerebro a funcionar correctamente y a regular el estado de ánimo, mejorando su capacidad para hacer

frente al estrés.

5. **Interacciones sociales positivas:** Participar en actividades sociales, pasar tiempo con sus seres queridos o interactuar con una comunidad de apoyo puede proporcionarle alivio emocional y disminuir la sensación de estrés.

6. **Ayuda profesional:** Si el estrés sigue siendo abrumador, considere la posibilidad de buscar ayuda de un profesional. Los terapeutas o consejeros formados en la gestión del estrés pueden proporcionarle herramientas y técnicas adaptadas a su situación particular.

7. **Técnicas de relajación:** La relajación muscular progresiva, las imágenes guiadas y la biorretroalimentación son técnicas que pueden ayudarle a controlar la respuesta de su cuerpo al estrés, contribuyendo a reducir la presión arterial.

8. **Administración del tiempo:** La gestión eficaz de su tiempo puede ayudarle a reducir los sentimientos de presión y agobio, mitigando así el estrés.

9. **Mentalidad positiva:** Mantener una actitud positiva, practicar la gratitud y emplear la atención plena pueden ayudar a contrarrestar los efectos mentales y físicos negativos del estrés.

El estrés es una parte ineludible de la vida, pero su impacto en su salud está en gran medida bajo su control. Si identifica los factores desencadenantes del estrés y desarrolla estrategias de afrontamiento saludables, podrá controlar el estrés de forma eficaz, promover unos niveles de presión arterial más saludables y fomentar el bienestar general. Recuerde que cada persona es diferente, y es crucial encontrar un enfoque de gestión del estrés que funcione para usted.

Técnicas para reducir el estrés

Entender y aplicar las técnicas de reducción del estrés es un paso esencial hacia una mejor salud general. Estas estrategias pueden ayudar a mitigar los efectos del estrés, en particular su impacto en los niveles de presión arterial. Exploremos seis de estas técnicas:

1. Técnicas de respiración

Los ejercicios de respiración profunda y concentrada son rápidos y eficaces para aliviar el estrés. Funcionan activando la respuesta natural de relajación de su cuerpo, ralentizando su ritmo cardíaco y reduciendo su presión arterial. Simplemente inhalar profundamente por la nariz, contener la respiración durante unos segundos y luego exhalar lentamente por la boca puede tener un efecto calmante.

2. Ejercicio físico

La actividad física regular es un potente reductor del estrés. Favorece la liberación de endorfinas, los estimulantes naturales del estado de ánimo de su cuerpo. Además, también ayuda a bajar la presión arterial al mejorar la salud del corazón y mejorar la circulación. Elija una rutina de ejercicios que le guste, ya sea caminar, nadar, bailar o montar en bicicleta, e intente incorporarla a su horario diario.

3. Atención plena

Es la práctica de permanecer plenamente presente en el momento, observando sus pensamientos y sentimientos sin juzgarlos. La atención plena puede cultivarse a través de diversas actividades como la meditación, la alimentación consciente o incluso la simple respiración consciente. Practicar la atención plena puede ayudar a disminuir el estrés al fomentar una mayor sensación de calma y conciencia.

4. Relajación muscular progresiva

Esta consiste en tensar y luego relajar gradualmente cada grupo muscular del cuerpo, empezando por los dedos de los pies y subiendo hasta la cabeza. Es una técnica eficaz para reducir la tensión física y el estrés mental, ayudándole a sentirse más relajado y en control.

5. Visualización

También conocida como imaginación guiada, la visualización consiste en formar imágenes mentales pacíficas y positivas para sustituir los pensamientos negativos o estresantes. Imaginar un lugar o un escenario tranquilo puede ayudar a calmar su mente y su cuerpo, reduciendo el estrés y favoreciendo la relajación.

6. Yoga

Mediante la combinación de posturas físicas, ejercicios de respiración y meditación, el yoga es una práctica excelente para controlar el estrés. La práctica regular del yoga puede mejorar la respuesta física del cuerpo al estrés, favoreciendo la disminución de la presión arterial, una mayor relajación y la tranquilidad mental.

Estas técnicas no solo ayudan a mitigar el estrés sino que también contribuyen a la sensación general de bienestar. Integrarlas en su estilo de vida puede conducir a un mejor control de la presión arterial, una mejora de la salud emocional y una mayor resistencia a los retos de la vida. Recuerde que la constancia es la clave; haga de estas prácticas parte de su rutina habitual para cosechar todos sus beneficios.

Formas de reducir el estrés con terapia

Los métodos terapéuticos de reducción del estrés pueden añadir una dimensión agradable y creativa a su régimen de control del estrés. Incorporar estas terapias a su estilo de vida puede ofrecerle un enfoque holístico para mantener equilibrados sus niveles de presión arterial. Exploremos cuatro de estas terapias:

1. **Aromaterapia**

Utilizando aceites esenciales aromáticos, la aromaterapia puede crear un ambiente calmante y estimular los sentidos, proporcionando alivio del estrés. Ciertas esencias como la lavanda, la bergamota o el ylang-ylang se han revelado especialmente eficaces para promover la relajación. Ya se utilice en difusores, aceites corporales o durante un baño, la fragancia de estos aceites puede calmar su mente y fomentar la tranquilidad.

2. Arte-terapia

Esta forma de terapia utiliza el proceso creativo de hacer arte para mejorar el bienestar mental. La expresión artística, ya sea pintando, dibujando, esculpiendo o con cualquier otro medio, puede ser una poderosa válvula de escape para el estrés y puede ayudarle a canalizar las emociones de forma constructiva. No requiere que usted sea un artista; la atención se centra en el proceso, no en el producto final.

3. Terapia de masaje

Un masaje bien ejecutado puede hacer maravillas para aliviar la tensión física y promover la relajación. Al manipular los tejidos blandos del cuerpo, el masaje puede mejorar la circulación, aliviar la tensión muscular y aumentar la sensación de bienestar general, ayudando así a mitigar los picos de presión arterial inducidos por el estrés.

4. Musicoterapia

La música tiene un profundo impacto en nuestras emociones y puede ser una potente herramienta para controlar el estrés. Ya sea tocando un instrumento, cantando o simplemente escuchando melodías relajantes, la musicoterapia puede disminuir los niveles de estrés, reducir el ritmo cardíaco y crear una mentalidad serena. Elija el tipo de música que resuene con usted, ya que la preferencia personal desempeña un papel importante en la eficacia de la musicoterapia.

Explorar estas vías terapéuticas para aliviar el estrés puede ser gratificante y placentero. Proporcionan un enfoque polifacético de la gestión del estrés, ayudándole a encontrar su camino único hacia la calma y la ecuanimidad, favoreciendo así unos niveles de presión arterial más saludables. Recuerde, no se trata solo de reducir el estrés; se trata de mejorar su calidad de vida y encontrar la alegría en el camino.

Como hemos subrayado en todo momento, asegurar un sueño reparador y manejar eficazmente el estrés son claves para mantener unos niveles óptimos de presión arterial. Dicho esto, otros hábitos de vida como el tabaquismo y la ingesta de alcohol pueden influir significativamente en su presión arterial.

En consecuencia, en el próximo capítulo profundizaremos en cómo influyen estos comportamientos en la presión arterial. También echaremos un vistazo a algunos consejos útiles para mitigar o abandonar por completo estos hábitos en aras de mejorar su bienestar cardiovascular.

7

Cómo Abandonar Los Malos Hábitos

"La mayoría de la gente no tiene esa voluntad de romper con los malos hábitos. Tienen muchas excusas y hablan como víctimas."
– Carlos Santana.

Existen dos hábitos de vida que a menudo acechan en la sombra de las discusiones sobre salud: el tabaquismo y el consumo de alcohol. Estos comportamientos pueden influir significativamente en los niveles de presión arterial, a menudo elevándolos a rangos poco saludables.

En este capítulo pretendo iluminar los intrincados vínculos entre estos hábitos y la salud cardíaca, junto con una mirada detallada a los efectos potenciales de estos hábitos sobre la presión arterial. Me centraré en ayudarle a comprender estas conexiones y en ofrecerle una guía práctica .

Como señaló acertadamente Carlos Santana, liberarse de los hábitos perjudiciales suele ser un reto abrumador. La gente tiende a acunar sus vicios, envolviéndolos en capas de razones e impotencia percibida.

Sin embargo, la verdadera esencia de la superación personal reside en el valor de reconocer nuestras debilidades y la determinación de transformarlas. El camino de la transformación, sin embargo, no está exento de dificultades. Podemos caer fácilmente presa de los susurros tranquilizadores de las excusas, convirtiéndonos en meras víctimas de nuestras propias narrativas. Sin embargo, debemos recordar que ninguna mejora se ha ganado únicamente con la comodidad. El cambio que engendra la mejora es a menudo incómodo, a veces doloroso, pero siempre merece la pena.

Tomemos como ejemplo el tabaquismo y el consumo excesivo de alcohol. A menudo se aferran a ellos como mecanismos de supervivencia, medios de socialización o simplemente por rutina habitual. Sin embargo, esgrimen un arma de doble filo, ya que ofrecen un alivio o placer momentáneo a expensas de la salud a largo plazo, concretamente de la salud cardiovascular.

Asumir el control sobre la propia salud es un deber fundamental que incumbe a cada uno de nosotros. En lugar de limitarse a confiar en la orientación de los profesionales sanitarios para regular su bienestar, es vital iniciar una postura activa hacia el autocuidado. Sacudirse comportamientos perjudiciales como fumar y consumir alcohol en exceso es un ejercicio de autorresponsabilidad y autorregulación.

Reconocer la profunda influencia que estos hábitos pueden ejercer en nuestra salud y bienestar es un aspecto fundamental para controlar la presión arterial elevada y evitar las complicaciones de salud asociadas. Superar estos hábitos arraigados puede ser, en efecto, una tarea titánica, pero la búsqueda activa de frenar o dejar de fumar, junto con la reducción del consumo de alcohol, no es negociable. Esto implica ser responsables de nuestras elecciones y comprender el impacto significativo que nuestros hábitos imprimen en nuestro estado de salud integral.

Dejar de fumar

Dejar de fumar es un paso crucial hacia una vida más sana, y no se puede exagerar su impacto positivo sobre la presión arterial. La pregunta que surge a menudo es: "¿Cómo eleva el tabaco la presión arterial?". La nicotina de los cigarrillos estimula al organismo para que produzca adrenalina, que a su vez aumenta la frecuencia cardiaca y estrecha los vasos sanguíneos. El resultado es un aumento temporal de la presión arterial cada vez que una persona fuma.

A largo plazo, fumar puede dañar los vasos sanguíneos, reduciendo su elasticidad y haciéndolos más propensos a acumular depósitos de grasa que conducen a la aterosclerosis, uno de los principales factores de riesgo de la presión arterial alta. Decidir dejar de fumar aporta beneficios inmediatos y a largo plazo para el control de la presión arterial y la salud general del corazón.

A los 20 minutos de apagar el último cigarrillo, la frecuencia cardiaca y la presión arterial empiezan a normalizarse. Durante las horas y días siguientes, los niveles de monóxido de carbono en la sangre descienden y los de oxígeno aumentan, mejorando la circulación sanguínea y reduciendo la tensión del corazón.

Varias semanas después de dejar de fumar, el riesgo de infarto empieza a disminuir. Al cabo de un año, el exceso de riesgo de enfermedad coronaria es la mitad que el de un fumador. En el transcurso de 5 a 15 años, el riesgo de sufrir un infarto también se reduce al de un no fumador.

Además, dejar de fumar puede provocar una mejora de la presión arterial, a menudo en pocos días. Esto se debe principalmente a la eliminación de los efectos inmediatos de la nicotina sobre la presión arterial y la frecuencia cardiaca. El grado de descenso de la presión arterial tras dejar de fumar puede variar en función de las circunstancias de salud individuales y de los factores del estilo de vida, pero incluso un pequeño descenso puede tener un impacto significativo en la salud cardiovascular.

No obstante, es importante tener en cuenta que, aunque dejar de fumar puede provocar una reducción inmediata de la presión arterial, no revierte ningún daño que ya se haya producido en los vasos sanguíneos. Por lo tanto, las personas que han fumado durante muchos años, o que tienen otros factores de riesgo de hipertensión arterial, deben seguir controlando su presión arterial con regularidad y tomar medidas para mantener un estilo de vida cardiosaludable.

En esencia, dejar de fumar es una de las acciones más impactantes que se pueden tomar para la salud del corazón, y aunque el camino puede ser difícil, las recompensas son inconmensurables. Con el apoyo y el compromiso adecuados, dejar de fumar puede ser un paso importante hacia una vida más sana, caracterizada por un mejor control de la presión arterial y un menor riesgo de enfermedades del corazón.

Pasos para dejar de fumar

Emprender el viaje para dejar de fuma implica establecer metas claras, planificar meticulosamente y ejecutar su plan con determinación. He aquí nueve pasos cuidadosamente seleccionados para guiarle a través de este proceso:

1. **Establezca su "Día para dejar de fumar" y comprométase**: Empiece estableciendo una fecha concreta como su "Día para dejar de fumar". Este día significa su compromiso con una vida sin tabaco. Como parte de este compromiso, comprométase a no fumar, una poderosa afirmación personal de su decisión de dejar de fumar.

2. **Decida su estrategia para dejar de fumar:** Existen diferentes estrategias para dejar de fumar, y necesita elegir una que se ajuste a sus hábitos y preferencias. Podría dejarlo de golpe, lo que significa dejarlo bruscamente sin ningún tipo de ayuda, o podría reducir gradualmente la frecuencia con la que fuma hasta dejarlo por completo. También podría optar por fumar solo una parte de cada cigarrillo, reduciendo gradualmente la cantidad hasta dejarlo por completo.

3. **Consulte a un profesional de la salud:** Haga una cita con su médico o con un profesional de la salud. Pueden proporcionarle

consejos útiles y podrían recomendarle medicamentos o programas de apoyo que pueden aumentar sus posibilidades de dejar de fumar con éxito.

4. **Elabore su plan para dejar de fumar:** Antes de su día para dejar de fumar, elabore un plan detallado que describa su estrategia. Esto podría incluir tácticas para manejar los antojos, señales que le recuerden por qué está dejando de fumar y recompensas por alcanzar los logros.

5. **Equípese de tentempiés saludables:** Combata los antojos de nicotina con tentempiés saludables. Los alimentos como las frutas, los frutos secos y el yogur no solo pueden ayudarle a distraerse del tabaco, sino que también contribuyen a un estilo de vida más saludable.

6. **Descubra distracciones atractivas:** Identifique actividades agradables que le mantengan ocupado durante los momentos en los que suele sentir la tentación de fumar. Estas podrían incluir pasatiempos, ejercicio, lectura o incluso rompecabezas.

7. **Purgue los estímulos para fumar:** Elimine de su ambiente cualquier recuerdo de fumar. Deseche todos los cigarrillos, cerillas, encendedores, ceniceros y cualquier otro producto del tabaco de su casa, oficina y coche. Un ambiente limpio puede ayudarle a dejar de fumar.

8. **Deje el tabaco el día que deje de fumar:** Cuando llegue el día, comprométase de todo corazón con su decisión. Cumpla su plan, apóyese en sus sistemas de apoyo y recuerde por qué decidió dejar de fumar.

Consumo de alcohol

Aunque darse un capricho ocasional con una copa de vino, cerveza o su cóctel favorito puede formar parte de un estilo de vida equilibrado, es imperativo ser consciente de la cantidad que se consume para mantener una salud óptima. La ingesta excesiva de alcohol puede tener efectos perjudiciales para la salud, como la alteración de su sistema cardiovascular, en particular de su presión arterial.

El alcohol tiene la capacidad de aumentar temporalmente los niveles de presión arterial y, cuando se consume en exceso durante un periodo prolongado, puede provocar una hipertensión sostenida. La razón reside en la propia naturaleza del alcohol: es un vasodilatador, lo que significa que hace que los vasos sanguíneos se relajen y se amplíen. Aunque en un principio podría parecer que esto reduciría la presión arterial, el organismo contrarresta este efecto contrayendo los vasos sanguíneos, lo que provoca un aumento de la presión arterial.

La ingesta diaria de alcohol recomendada varía según el sexo debido a las diferencias fisiológicas. Para los hombres, se sugiere limitar el consumo de alcohol a una o dos bebidas estándar al día, mientras que, para las mujeres, se aconseja apegarse a una bebida estándar al día. Una bebida estándar, tal y como se define en EE.UU., suele contener unos 14 gramos de alcohol puro, lo que equivale a 5 onzas de vino, 12 onzas de cerveza o 1.5 onzas de licores destilados.

Recuerde que estas pautas son promedios, no reglas rígidas, y que la tolerancia individual y el impacto sobre la salud pueden variar. Siempre es crucial escuchar a su cuerpo y consultar con profesionales sanitarios si no está seguro de su consumo de alcohol. Equilibrar el disfrute con la moderación es clave para mantener un estilo de vida saludable y asegurar que la salud de su corazón no se vea comprometida por un exceso de indulgencia.

Las cervezas suelen tener una menor concentración de alcohol que los vinos, que a su vez suelen ser menos potentes que los licores destilados. Por lo tanto, el impacto sobre la presión arterial puede variar en función del tipo de bebida consumida, y hay que tenerlo en cuenta a la hora de determinar qué constituye un consumo "moderado".

El alcohol puede tener una influencia directa sobre la presión arterial. A niveles de embriaguez, provocará vasodilatación, pero a niveles más altos; desencadenará la liberación de ciertas hormonas que contraen los vasos sanguíneos. Esto provocará un aumento inmediato de la presión arterial. Mientras que este efecto es temporal en los bebedores moderados, en los bebedores empedernidos puede provocar una elevación sostenida de la presión arterial, lo que conduce a la hipertensión.

Hay grupos específicos de individuos para los que incluso un consumo moderado de alcohol puede ser perjudicial. Por ejemplo, las personas diagnosticadas con ciertas afecciones cardiacas, como anomalías del ritmo cardiaco o insuficiencia cardiaca, deben abstenerse de consumir alcohol.

El alcohol puede interferir en el funcionamiento normal del corazón y agravar estas afecciones. Por ejemplo, en el caso de las anomalías del ritmo cardíaco, el alcohol puede desencadenar episodios de arritmia, en particular la fibrilación auricular, una afección caracterizada por una frecuencia cardíaca irregular y a menudo rápida. En el caso de la insuficiencia cardíaca, el alcohol puede debilitar aún más el músculo cardíaco, mermando su capacidad para bombear la sangre con eficacia.

Aunque la bebida ocasional puede no ser perjudicial para la mayoría de las personas, es crucial comprender los riesgos potenciales asociados al consumo de alcohol, especialmente para quienes padecen enfermedades subyacentes.

Es muy recomendable consultar a un profesional sanitario para determinar los factores de riesgo individuales y establecer pautas para unos hábitos de consumo seguros. Mantener la moderación y ser consciente de su consumo de alcohol es un paso importante para preservar la salud cardiovascular y mantener unos niveles de presión arterial saludables.

Consejos para reducir el consumo de alcohol

Emprender el camino para reducir o eliminar el consumo de alcohol es un compromiso importante con su salud. He aquí algunos pasos prácticos que le ayudarán en el camino:

1. **Póngalo por escrito:** El primer paso hacia el cambio suele ser la articulación de su intención. Escriba su meta de reducir o abandonar el consumo de alcohol. Ponerlo por escrito le da una forma tangible y sirve como recordatorio constante de su compromiso.

2. **Fije una meta de consumo:** Defina lo que significa para usted la moderación. Decida el número de días a la semana que quiere estar libre de alcohol y el número máximo de copas que tomará los días que sí consuma alcohol.

3. **Lleve un diario de su consumo de alcohol:** Controlar su consumo puede ayudarle a reconocer patrones y a identificar desencadenantes. Puede proporcionarle información sobre cuándo y por qué bebe, lo que puede orientar sus estrategias para reducir el consumo.

4. **Vacíe su casa:** Para evitar tentaciones innecesarias, no guarde alcohol en su casa. Esto asegura que no sea fácilmente accesible, lo que puede ayudar significativamente en las etapas iniciales de la reducción del consumo.

5. **Beba despacio:** Cuando beba, saboréelo. Beba pequeños sorbos y haga que un solo trago dure. Esto puede ayudar a reducir la cantidad total consumida.

6. **Elija días sin alcohol:** Dedique días concretos a la semana en los que se abstendrá totalmente de beber. Esto le ayudará a romper los patrones habituales de consumo de alcohol.

7. **Esté atento a la presión de los amigos:** Esté atento a las situaciones sociales en las que pueda sentirse presionado para beber. Tenga un plan para negarse amablemente u optar por bebidas sin alcohol en su lugar.

8. **Manténgase ocupado:** Participe en actividades que le gusten y que le mantengan ocupado, reduciendo así la probabilidad de echar mano de la bebida por aburrimiento o por costumbre.

9. **Pida apoyo:** Comparta su meta con amigos y familiares de confianza. Su comprensión y su ánimo pueden proporcionarle un sistema de apoyo crucial mientras navega por este camino.

10. **Protéjase de la tentación:** Evite las situaciones en las que pueda verse tentado a beber en exceso. Esto podría significar optar por actividades sociales que no giren en torno al alcohol.

11. **Sea perseverante:** Recuerde que el progreso rara vez es una línea recta. Puede haber contratiempos, pero no deje que le desanimen. La persistencia es clave para lograr su meta.

Reducir o eliminar el consumo de alcohol es un viaje personal y puede requerir estrategias adaptadas a las circunstancias individuales. Recuerde que está bien buscar ayuda profesional si le resulta difícil controlarlo por sí mismo. Los profesionales de la salud pueden proporcionarle el apoyo y los recursos necesarios para asegurar su éxito.

Al llegar a la conclusión de este capítulo, hemos desentrañado las profundas influencias que el tabaquismo y el consumo de alcohol ejercen sobre los niveles de presión arterial. Ahora, al pasar página, estamos a punto de adentrarnos en otra fascinante dimensión de la salud cardiaca: el ámbito de las intervenciones complementarias y alternativas.

Estas estrategias pueden proporcionar un apoyo adicional en nuestra búsqueda de una salud cardiaca óptima, mejorando su comprensión y ampliando el abanico de herramientas que tenemos a nuestra disposición. Permanezca atento mientras exploramos esto más a fondo en el próximo capítulo.

8

Más Allá De Los Medicamentos

En este capítulo, nos embarcamos en un viaje para explorar el variado mundo de las intervenciones complementarias y alternativas diseñadas para controlar los niveles de presión arterial. Al igual que los actores secundarios de una obra de teatro que, aunque no estén en el primer plano, contribuyen significativamente al éxito de la obra, los complementos dietéticos pueden ofrecer papeles de apoyo en la búsqueda de la salud cardiaca. Puede que no sean los personajes principales en la narración del control de la hipertensión arterial, pero contribuyen sustancialmente al elenco más amplio que promueve el bienestar cardiovascular.

Los suplementos sirven a menudo como complemento de las terapias convencionales, añadiendo una capa extra de apoyo. Pueden aportar nutrientes y sustancias esenciales que nuestro cuerpo necesita, complementando nuestra dieta y potenciando la capacidad natural de nuestro organismo para mantener unos niveles de presión arterial saludables.

Tenga en cuenta que los suplementos no pretenden sustituir a la medicación prescrita ni a un estilo de vida saludable, sino complementar estos enfoques primarios. Esto es importante porque abordar la tensión arterial alta a menudo exige un enfoque polifacético. Uno que abarque modificaciones en el estilo de vida, el uso de medicamentos prescritos y otras intervenciones destinadas a reducir eficazmente la presión arterial.

Aunque puede que las terapias complementarias no sean la primera línea de defensa contra la presión arterial alta, su potencial para reforzar los tratamientos convencionales y crear sinergias con ellos es considerable. Navegar por el panorama del control de la hipertensión arterial implica aprovechar el poder de los tratamientos médicos de eficacia probada al tiempo que se aprovechan los beneficios de los enfoques complementarios.

Aunque no son una cura por derecho propio, estas medidas complementarias actúan como piezas vitales en un rompecabezas de salud, trabajando en sinergia con los tratamientos convencionales para crear un plan de salud completo y personalizado. Diversas terapias complementarias ofrecen ventajas únicas, pero todas comparten un objetivo común: cultivar un ambiente que fomente una salud cardiaca óptima. Aportan un valor añadido a través del alivio del estrés, la mejora nutricional y la mejora del bienestar general.

La meta no es anular los consejos médicos tradicionales ni sustituir los tratamientos prescritos, sino más bien reforzarlos. Al hacerlo, pretendemos crear una ruta más equilibrada y eficaz hacia la mejora de la salud del corazón.

Además, la trayectoria de salud de cada persona es distinta, y la combinación ideal de tratamientos está influida por las condiciones de salud individuales, las situaciones personales y las preferencias. Teniendo esto en cuenta, profundizaremos en una serie de métodos complementarios y alternativos que podría considerar integrar en su régimen de control de la presión arterial.

A medida que profundicemos en este capítulo, exploraremos diversos suplementos dietéticos, sus funciones y las pruebas que respaldan su eficacia en el apoyo a la salud cardiaca. Adentrémonos juntos en este prometedor aspecto de la gestión holística de la salud, ampliando nuestra comprensión de cómo estos agentes de apoyo pueden ayudarnos a conseguir un estilo de vida sano y armonioso.

Panorama de las terapias complementarias y alternativas

Aunque las frases "medicina complementaria" y "medicina alternativa" se utilizan con frecuencia indistintamente y ambas están encapsuladas en el acrónimo CAM, siglas en inglés que significan Medicina Complementaria y Alternativa, tienen significados distintos. Cada término se refiere a prácticas como los tratamientos a base de plantas o la acupuntura, que se sitúan fuera de la medicina occidental convencional. Sin embargo, difieren en cómo se utilizan.

La medicina complementaria se refiere al escenario en el que se utilizan terapias no convencionales junto con, o como complemento de, la medicina occidental estándar. El objetivo es potenciar los efectos de los tratamientos tradicionales, no sustituirlos.

Por ejemplo, la meditación, el yoga o la acupuntura pueden utilizarse junto con los medicamentos prescritos y un estilo de vida saludable para controlar la presión arterial. La finalidad de estos métodos complementarios es complementar los métodos tradicionales, potenciando así su eficacia y ofreciendo beneficios adicionales para la salud. Sirven como herramientas que pueden impulsar el bienestar general, mejorar la gestión del estrés y ayudar en los ajustes del estilo de vida necesarios para controlar la presión arterial.

Por otro lado, la medicina alternativa se emplea en lugar de las prácticas médicas tradicionales. En lugar de utilizar los tratamientos convencionales, las personas pueden optar por estos enfoques alternativos como estrategia sanitaria primaria. Es esencial comprender esta distinción para navegar y discutir con precisión estas opciones sanitarias.

Según Miller (2021), "La medicina complementaria y alternativa suele verse como mala ciencia pero buena medicina", lo que ilumina los puntos de vista contrapuestos que rodean a la medicina complementaria y alternativa. Esta dicotomía apunta a la realidad de que, aunque estos tratamientos no siempre cumplan el riguroso escrutinio científico habitual en la medicina convencional, a menudo ofrecen valiosos beneficios para la salud y el bienestar personales.

Desde el punto de vista de los estudios científicos rigurosos, las terapias de CAM suelen considerarse con cierto grado de incertidumbre. Esta duda surge principalmente porque estas prácticas no siempre se han sometido a los ensayos rigurosos, a gran escala y a doble ciego que constituyen la norma de oro en la investigación médica convencional. Así pues, la etiqueta de "mala ciencia" puede atribuirse a la deficiencia percibida de pruebas científicas rigurosas que respalden estas terapias.

Sin embargo, desde la perspectiva de la atención sanitaria holística y centrada en el paciente, las prácticas de la medicina complementaria y alternativa se reconocen con frecuencia como "buena medicina". Estas terapias pretenden mejorar la salud de forma holística, centrándose en el individuo en su totalidad y no solo en la enfermedad. Abordan diversos aspectos de la salud, como el estilo de vida, el bienestar mental y emocional y otros componentes que contribuyen a la salud total. A pesar de la ausencia de una validación científica sólida, muchas personas han experimentado mejoras en su salud y una mayor sensación de bienestar gracias a estas prácticas.

Así pues, aunque es esencial examinar las terapias de medicina complementaria y alternativa de forma crítica, es igualmente crucial reconocer sus méritos potenciales dentro de un enfoque integral de la atención sanitaria. Siempre es recomendable consultar con un profesional sanitario antes de incorporar cualquier terapia de CAM para asegurar que se ajustan a las necesidades de salud individuales y a los requisitos de seguridad.

Terapia de cuerpo y mente

Meditación

La meditación es una práctica ancestral arraigada en diversas tradiciones de todo el mundo. Es una técnica centrada en aportar tranquilidad a la mente y al cuerpo concentrándose en un solo pensamiento, objeto o proceso, como la respiración. Esta práctica ha evolucionado a lo largo de los siglos y hoy existe en diversas formas, cada una con su método único pero compartiendo la meta común de alcanzar la paz interior y la relajación.

Resulta intrigante observar cómo esta práctica mente-cuerpo aparentemente sencilla puede repercutir en los parámetros de salud física, concretamente en la presión arterial. Nuestro cuerpo responde al estrés con una oleada de hormonas, como el cortisol y la adrenalina, que aumentan temporalmente la presión arterial.

Este aumento temporal de la presión arterial es natural y no suele ser motivo de preocupación. Sin embargo, la exposición continua al estrés, y por lo tanto un nivel persistentemente elevado de estas hormonas, puede conducir a una presión arterial alta sostenida—un factor de riesgo para las enfermedades cardíacas.

La meditación entra en escena como una poderosa herramienta antiestrés que puede mitigar este riesgo. Al invocar un estado de relajación profunda, la meditación anima al organismo a disminuir la producción de hormonas del estrés, reduciendo su impacto en el sistema cardiovascular. Este estado de tranquilidad no solo atempera la respuesta inmediata al estrés, sino que también contribuye a reducir con el tiempo los niveles básicos de presión arterial.

Además, las investigaciones científicas han descubierto pruebas sustanciales que apoyan la influencia positiva de la meditación constante sobre la tensión arterial. En concreto, la meditación trascendental, una variante especializada de esta práctica, se ha relacionado con descensos apreciables en las lecturas de la presión arterial tanto superior (sistólica) como inferior (diastólica). Consiste en la repetición silenciosa de un mantra personal, que es una palabra o frase de una manera específica. El objetivo es inducir un estado de conciencia relajada que facilite la liberación del estrés y la fatiga de la mente y el cuerpo.

En un estudio realizado por Joanne Kraenzle Schneider, Chuntana Reangsing y Danny G. Willis (2022), se comprobó el impacto de esta forma particular de meditación en la presión arterial. Sus hallazgos indicaron que la meditación trascendental (MT) podía provocar una modesta disminución de la presión arterial, aunque este efecto tiende a disminuir al cabo de aproximadamente tres meses. Además, observaron que los adultos mayores de más de 65 años parecían obtener mayores beneficios en comparación con los adultos más jóvenes.

Sin embargo, es importante señalar que los investigadores fueron cautos a la hora de interpretar estos resultados. Hicieron hincapié en que la Meditación Trascendental debe considerarse como un aspecto de un estilo de vida cardiosaludable y no como una solución independiente para la hipertensión arterial.

Esta perspectiva se alinea con la filosofía más amplia de la medicina complementaria y alternativa, que promueve enfoques holísticos e integrales de la salud y el bienestar. Por lo tanto, aunque la meditación trascendental no produzca por sí sola reducciones significativas y duraderas de la presión arterial, puede contribuir a una estrategia global para controlar la presión arterial y promover la salud del corazón, sobre todo si se combina con otros ajustes del estilo de vida, como cambios en la dieta, ejercicio y control del estrés.

Otro estudio realizado por James W. Anderson, Chunxu Liu y Richard J Kryscio profundiza en el impacto de la Meditación Trascendental sobre la presión arterial. Los resultados sugieren que la práctica de la Meditación Trascendental puede conducir potencialmente a cambios clínicamente significativos, con una disminución de la presión arterial sistólica de aproximadamente 4.7 mm Hg y de la presión arterial diastólica de 3.2 mm Hg.

Aunque estas reducciones puedan parecer modestas, pueden tener una gran importancia clínica. Incluso una ligera disminución de la presión arterial puede reducir sustancialmente el riesgo de enfermedades cardiacas y derrames cerebrales. Por lo tanto, estos hallazgos ponen de relieve el valor potencial de la Meditación Trascendental como parte de un enfoque integral para controlar la hipertensión arterial.

Además de sus efectos sobre la presión arterial, los investigadores también observaron una serie de otros beneficios para la salud asociados a la práctica regular de la Meditación Trascendental. Estos beneficios abarcan la reducción de la ansiedad, la mejora de la calidad del sueño y el aumento del bienestar general.

En consecuencia, este estudio no solo refuerza el potencial de la Meditación Trascendental como herramienta para el control de la presión arterial, sino que también subraya que las ventajas de estas prácticas van más allá de la salud física. La promoción del bienestar mental y emocional, un mejor sueño y la reducción de la ansiedad son todos aspectos integrales de un enfoque holístico de la salud. Esto subraya aún más el valor de incorporar técnicas como la Meditación Trascendental a una estrategia global de salud y bienestar.

Cómo meditar

La meditación puede parecer una práctica intrincada y desalentadora, pero su concepto básico es sencillo—aquietar la mente para lograr una sensación de paz interior y autoconciencia. He aquí una guía simplificada paso a paso para la meditación:

1. **Encuentre un lugar tranquilo:** Elija un lugar sereno donde no le molesten durante su sesión de meditación. Puede ser una habitación tranquila de su casa, un jardín tranquilo o incluso un parque silencioso.

2. **Elija una posición cómoda:** Siéntese cómodamente. Puede optar por sentarse en una silla, con las piernas cruzadas en el suelo o

incluso tumbarse si le resulta más cómodo. La meta es encontrar una posición en la que pueda permanecer relajado pero atento.

3. **Concentre su atención:** Cierre los ojos y empiece a centrarse en su respiración. Observe la sensación de su respiración mientras entra y sale. Intente no controlar su respiración sino solo observar su ritmo natural.

4. **Sea consciente:** Su mente divagará inevitablemente, y eso está bien. Cada vez que se dé cuenta de que sus pensamientos han tomado otro rumbo, vuelva a centrarse suavemente en su respiración sin juzgarse a sí mismo.

5. **Empiece poco a poco y aumente gradualmente la duración:** Empiece meditando sólo unos minutos al día y luego aumente gradualmente el tiempo de práctica a medida que se sienta cómodo. Incluso unos pocos minutos de meditación pueden marcar la diferencia.

6. **Practique con regularidad:** La constancia es clave en la meditación. Hágala parte de su rutina diaria para obtener el máximo beneficio de la práctica.

Recuerde que la meditación no consiste en alcanzar la perfección, sino en mejorar la conciencia y la aceptación. Es perfectamente normal tener días en los que la meditación le resulte más difícil. Lo más importante es que persista y continúe con la práctica.

Además, aunque la meditación es una herramienta poderosa para controlar el estrés y mejorar la presión arterial, no debe considerarse un tratamiento independiente para la presión arterial alta. Es mejor utilizarla como un enfoque complementario junto con las estrategias tradicionales de control de la presión arterial. Como siempre, cualquier cambio en su régimen de salud debe discutirse con un profesional de la salud.

Yoga

El yoga ofrece un enfoque holístico para controlar la presión arterial, al abordar tanto el bienestar físico como el mental. Mediante la práctica regular, se ha demostrado que el yoga reduce eficazmente los niveles de estrés, que pueden contribuir a la hipertensión arterial. Al practicar diversas técnicas de yoga, las personas pueden experimentar una disminución de las hormonas del estrés y un aumento de la relajación, lo que en última instancia reduce los niveles de presión arterial.

Además de reducir el estrés, el yoga puede mejorar la forma física general y la salud cardiovascular. Ciertas formas de yoga, como el Vinyasa o el Power Yoga, implican movimientos dinámicos y un mayor esfuerzo físico, lo que puede mejorar la resistencia cardiovascular. Este aspecto del yoga es especialmente ventajoso para las personas con presión arterial alta, ya que ayuda a fortalecer el corazón y a mejorar su eficacia.

Un estudio exhaustivo publicado en la revista Mayo Clinic Proceedings en el año 2019 respalda aún más los efectos positivos del yoga sobre la presión arterial. La investigación se centró en adultos de mediana edad con sobrepeso e hipertensión arterial que practicaron yoga durante aproximadamente una hora cinco veces a la semana durante un periodo de 13 semanas. El estudio reveló reducciones significativas de la presión arterial entre los participantes. Además, cuando las sesiones de yoga incorporaban técnicas específicas de respiración y meditación, las mejoras en la presión arterial eran aún más marcadas.

Estos resultados subrayan el potencial del yoga como valiosa herramienta para el control de la presión arterial. Al integrar posturas físicas, ejercicios de respiración y meditación, el yoga proporciona un enfoque global para promover la salud cardiovascular y reducir el estrés. Como ocurre con cualquier ejercicio o práctica terapéutica, es aconsejable consultar a un profesional médico antes de iniciar una rutina de yoga, especialmente en el caso de personas con enfermedades preexistentes.

Posturas de yoga - Reducción de la presión arterial

Incorporar el yoga a su estilo de vida puede ser una poderosa herramienta para controlar y reducir la presión arterial alta. El yoga combina posturas físicas, respiración controlada y atención plena para promover la salud y el bienestar general.

Además de sus numerosos beneficios para el cuerpo y la mente, se ha demostrado que el yoga afecta positivamente a los niveles de presión arterial. Practicando posturas de yoga específicas dirigidas a la relajación, la reducción del estrés y la circulación, puede favorecer su salud cardiovascular y trabajar para mantener un rango de presión arterial saludable.

En esta sección, le llevaré a través de seis posturas de yoga que son particularmente beneficiosas para reducir la presión arterial alta. Al integrar estas posturas en su práctica habitual, puede aprovechar los beneficios terapéuticos del yoga y embarcarse en un viaje hacia una mejor salud cardiovascular y un bienestar general.

1. **Balasana (Postura del Niño):** La Balasana, o postura del niño, es una postura de yoga suave y relajante que puede ayudar a reducir la presión arterial alta. Comience de rodillas sobre la colchoneta con los dedos de los pies tocándose y las rodillas ligeramente separadas. Baje lentamente las caderas hacia los talones y apoye la frente en el tapete. Extienda los brazos a lo largo del cuerpo o colóquelos suavemente sobre la colchoneta por encima de la cabeza. Respire lenta y profundamente, permitiendo que su cuerpo se relaje y libere tensión. La Balasana promueve una sensación de calma y relajación, ayudando a reducir el estrés y la presión arterial.

2. **Paschimottanasana (Flexión hacia delante sentada):** Paschimottanasana, o Flexión hacia delante sentada, es una postura de yoga sentada que estira toda la parte posterior del cuerpo, favoreciendo la relajación y aliviando la tensión. Siéntese en la colchoneta con las piernas extendidas delante de usted. Inclínese lentamente hacia delante desde las caderas, llevando las manos hacia los pies o apoyándolas en las espinillas o los muslos. Mantenga la columna larga y la mirada al frente. Respire profundamente y relájese en la postura, permitiendo que su cuerpo libere suavemente la tensión. La Paschimottanasana ayuda a calmar la mente, reducir el estrés y regular la presión arterial.

3. **Baddha Konasana (Postura del ángulo enlazado):** Baddha Konasana, o Postura del ángulo enlazado, es una postura sentada que abre las caderas y favorece la relajación. Siéntese en la colchoneta con las piernas flexionadas y las plantas de los pies tocándose. Sujete los pies o los tobillos con las manos y presione suavemente las rodillas hacia el suelo. Siéntese erguido y alargue la columna, permitiendo que se abran las caderas y se estire la zona interna de los muslos. Respire lenta y profundamente, concentrándose en relajar el cuerpo y la mente. La Baddha Konasana ayuda a aliviar la ansiedad, mejorar la circulación y mantener una presión arterial saludable.

4. **Janu Sirsasana (Postura de la cabeza a la rodilla):** La Janu Sirsasana, o postura de la cabeza a la rodilla, es una flexión sentada hacia delante que estira los tendones de las corvas y calma el sistema nervioso. Siéntese en el tapete con una pierna extendida y la planta del otro pie contra la cara interna del muslo. Inclínese lentamente hacia delante, estirando las manos hacia la pierna extendida. Mantenga la columna alargada y respire profundamente

mientras se relaja en la postura. Janu Sirsasana ayuda a liberar tensiones, reducir el estrés y favorece unos niveles saludables de presión arterial.

5. **Virasana (Postura del Héroe) con respiración exhalatoria prolongada:** Virasana, o Postura del Héroe, es una postura de rodillas que abre el pecho, favorece la relajación y favorece una presión arterial sana. Comience arrodillándose en la colchoneta con las rodillas juntas y los pies ligeramente separados. Siéntese sobre los talones y alargue la columna vertebral. Coloque las manos sobre los muslos o apóyelas en las rodillas. Respire lenta y profundamente y, al exhalar, alargue la duración de la respiración, permitiendo que las exhalaciones sean más largas que las inhalaciones. La Virasana, con la respiración extendida al exhalar, ayuda a activar el sistema nervioso parasimpático, reducir el estrés y regular la presión arterial.

6. **Savasana (Postura del Cadáver):** La Savasana, o postura del cadáver, es una postura profundamente relajante y reconstituyente que permite que el cuerpo y la mente se relajen por completo. Recuéstese boca arriba con las piernas extendidas y los brazos apoyados a lo largo del cuerpo, con las palmas hacia arriba. Cierre los ojos y concéntrese en su respiración, dejando que fluya de forma natural y profunda. Libere cualquier tensión de su cuerpo y sumérjase en un estado de relajación total. Savasana ayuda a reducir el estrés, bajar la presión arterial y promover el bienestar general. Permite un profundo descanso y rejuvenecimiento, apoyando los procesos naturales de curación del cuerpo.

Vitaminas

Las vitaminas son compuestos orgánicos esenciales que se necesitan en pequeñas cantidades para el funcionamiento normal del organismo. Desempeñan un papel crucial en diversos procesos fisiológicos, como el metabolismo, el crecimiento y el mantenimiento de la salud en general. Las vitaminas se clasifican en dos tipos principales: liposolubles e hidrosolubles.

Las vitaminas liposolubles, como su nombre indica, se disuelven y almacenan en los tejidos grasos del organismo. Entre ellas se encuentran las vitaminas A, D, E y K. Las vitaminas liposolubles se absorben a través de los intestinos y las grasas alimentarias y se almacenan en el hígado y los tejidos grasos para su uso futuro. Dado que pueden almacenarse, un consumo excesivo de vitaminas liposolubles puede provocar toxicidad.

Por otro lado, las vitaminas hidrosolubles, incluida la vitamina C y las del complejo B (como la B1, B2, B3, B5, B6, B7, B9 y B12) no se almacenan en el organismo de forma significativa. Se disuelven en agua y se absorben fácilmente en el torrente sanguíneo. Las vitaminas hidrosolubles no se almacenan en grandes cantidades y cualquier cantidad sobrante se elimina a través de la orina. Por lo tanto, la ingesta regular de vitaminas hidrosolubles es importante para satisfacer las necesidades del organismo.

Ambos tipos de vitaminas son esenciales para mantener una salud óptima, pero es importante tener en cuenta que las necesidades del organismo para cada vitamina pueden variar. Una dieta equilibrada que incluya una variedad de alimentos puede proporcionar una ingesta adecuada de vitaminas. Sin embargo, en determinados casos, como el embarazo, una enfermedad o restricciones dietéticas específicas, puede recomendarse la administración de suplementos bajo la orientación de un profesional de la salud para asegurar una ingesta suficiente de vitaminas.

Minerales

Los minerales son micronutrientes vitales que nuestro cuerpo necesita en cantidades relativamente pequeñas para apoyar diversas funciones fisiológicas. Son esenciales para mantener la salud y el bienestar general. Exploremos algunos de los distintos tipos de minerales y sus funciones en el organismo, en particular su importancia para las personas con presión arterial alta:

1. **Calcio:** El calcio es bien conocido por su papel en la potenciación de unos huesos y dientes fuertes. También desempeña un papel crucial en la regulación de la presión arterial ayudando a contraer y relajar los vasos sanguíneos.

2. **Magnesio:** El magnesio interviene en más de 300 reacciones bioquímicas del organismo. Ayuda a relajar los vasos sanguíneos, contribuyendo así al mantenimiento de unos niveles saludables de presión arterial.

3. **Potasio:** El potasio es un electrolito que ayuda a equilibrar los fluidos y minerales del organismo. Desempeña un papel vital en la regulación de la presión arterial al contrarrestar los efectos del sodio y favorecer el funcionamiento saludable del corazón.

4. **Sodio:** Aunque una ingesta excesiva de sodio puede contribuir a la hipertensión arterial, una cantidad moderada de sodio es necesaria para mantener el equilibrio de los fluidos y favorecer una función nerviosa y muscular adecuada.

5. **Zinc:** El zinc interviene en numerosas reacciones enzimáticas y desempeña un papel crucial en la función inmunitaria, la cicatrización de heridas y la división celular. Contribuye indirectamente a la regulación de la presión arterial favoreciendo la salud cardiovascular en general.

6. **Hierro:** El hierro es esencial para la producción de glóbulos rojos, que transportan oxígeno por todo el cuerpo. Unos niveles ade-

cuados de hierro son cruciales para mantener una presión arterial óptima y prevenir las afecciones asociadas a la carencia de hierro.

Para las personas con presión arterial alta, es importante mantener unos niveles adecuados de minerales. Una dieta equilibrada que incluya una variedad de alimentos ricos en nutrientes como frutas, verduras, cereales integrales, proteínas magras y productos lácteos bajos en grasa puede proporcionar un consumo adecuado de minerales.

En este sentido, es importante recordar que ciertas afecciones médicas o medicamentos pueden afectar a los niveles de minerales, por lo que se recomienda consultar con un profesional sanitario o un dietista certificado para elaborar un plan dietético que se adapte a las necesidades individuales. Al incorporar a su dieta una variedad de alimentos ricos en minerales, los pacientes con presión arterial pueden favorecer su salud general y contribuir al control de su enfermedad.

Alimentos O Suplementos

Cuando se trata de obtener vitaminas y minerales, generalmente se recomienda dar prioridad a los alimentos como fuente principal. Los alimentos integrales proporcionan una amplia gama de nutrientes esenciales, junto con otros compuestos beneficiosos como la fibra y los antioxidantes.

El cuerpo está diseñado para absorber y utilizar las vitaminas y los minerales de forma más eficaz a partir de fuentes alimentarias, ya que vienen empaquetados con otros componentes sinergéticos que trabajan juntos para una absorción y utilización óptimas. Aunque los suplementos pueden ser útiles en determinadas situaciones, como para tratar deficiencias específicas o apoyar ciertas condiciones de salud, no deben sustituir a una dieta bien equilibrada.

Los alimentos integrales ofrecen la ventaja añadida de proporcionar una gama diversa de nutrientes y fitoquímicos que favorecen la salud y el bienestar general. Por lo tanto, centrarse en una dieta rica en nutrientes, que incluya una variedad de frutas, verduras, cereales integrales, proteínas magras y grasas saludables, es el mejor enfoque para satisfacer las necesidades de vitaminas y minerales del organismo.

En la mayoría de los casos, la absorción de vitaminas y minerales procedentes de fuentes alimentarias naturales tiende a ser más eficaz que la de sus homólogos sintéticos en forma de suplemento.

Elegir una dieta completa y rica en nutrientes en lugar de depender únicamente de los suplementos proporciona multitud de beneficios, ya que los alimentos integrales ofrecen un amplio espectro de nutrientes, fibra y antioxidantes que contribuyen a la salud y el bienestar general. Sin embargo, es importante reconocer que depender exclusivamente de los alimentos para obtener todas las vitaminas y minerales necesarios puede plantear dificultades.

El acceso a una gran variedad de alimentos ricos en nutrientes puede ser limitado para algunas personas debido a diversos factores como la ubicación geográfica, las limitaciones económicas o las restricciones dietéticas personales. Además, factores como la calidad del suelo, el procesado de los alimentos y los métodos de cocción pueden afectar al contenido en nutrientes de los alimentos, por lo que resulta difícil garantizar una ingesta suficiente únicamente a través de la dieta.

En estos casos, los suplementos pueden ser una herramienta útil para cubrir posibles carencias nutricionales y abordar deficiencias específicas. Pueden proporcionar dosis concentradas de ciertas vitaminas y minerales, especialmente cuando los recetan profesionales de la salud. Sin embargo, es crucial enfocar los suplementos como un complemento de una dieta sana y no como un sustituto.

Confiar únicamente en los suplementos descuidando un patrón alimentario equilibrado puede conducir a una carencia de otros nutrientes esenciales y de los beneficios asociados que proporcionan. Lograr un equilibrio entre la obtención de nutrientes a partir de alimentos integrales y la consideración de suplementos específicos cuando sea necesario puede ayudar a asegurar una ingesta óptima de nutrientes.

Suplementos dietéticos

Los suplementos dietéticos son productos destinados a complementar la dieta y proporcionar nutrientes adicionales, como vitaminas, minerales, hierbas u otros productos botánicos, aminoácidos o enzimas. Se presentan en diversas formas, como cápsulas, comprimidos, polvos, líquidos o incluso barritas energéticas.

Los beneficios de los suplementos dietéticos residen en su capacidad para llenar posibles lagunas nutricionales y apoyar la salud y el bienestar general. Pueden ser especialmente beneficiosos para las personas con restricciones dietéticas específicas, acceso limitado a alimentos ricos en nutrientes o mayores necesidades de nutrientes debido a ciertas etapas de la vida o afecciones de salud.

Los suplementos pueden ayudar a cubrir las deficiencias nutricionales y asegurar una ingesta adecuada de vitaminas esenciales, minerales y otros nutrientes vitales. También es importante tener en cuenta que, antes de incorporar cualquier suplemento dietético a su rutina, es crucial que consulte con su médico para verificar que no interferirá con ningún medicamento que esté tomando actualmente ni tendrá consecuencias indeseables.

Aunque los suplementos naturales puedan considerarse seguros, es esencial reconocer que aún pueden inducir efectos secundarios, sobre todo cuando se consumen en cantidades excesivas o durante periodos prolongados. Además, es aconsejable someterse a pruebas de laboratorio y a una evaluación de micronutrientes para conocer sus niveles actuales de nutrientes antes de iniciar cualquier plan de suplementos.

Análisis de micronutrientes

Una prueba de micronutrientes es una evaluación especializada que ofrece información valiosa sobre la presencia de cualquier deficiencia o desequilibrio de nutrientes en su organismo. Al analizar su sangre u otras muestras corporales, esta prueba puede identificar niveles específicos de micronutrientes y proporcionar información sobre sus necesidades nutricionales individuales.

Este conocimiento puede ser decisivo para determinar qué suplementos dietéticos pueden ser más beneficiosos para tratar cualquier deficiencia o desequilibrio. Para asegurar una interpretación precisa de los resultados y una suplementación adecuada, se recomienda consultar con su proveedor de atención sanitaria. Ellos pueden guiarle a la hora de seleccionar la prueba de micronutrientes más adecuada a sus circunstancias y ayudarle a comprender la importancia de los resultados.

Comprender su estado en cuanto a micronutrientes a través de las pruebas le permite a usted y a su proveedor de atención médica desarrollar un enfoque más específico para su suplementación nutricional. Al identificar los nutrientes que pueden faltarle o estar desequilibrados, puede elegir los suplementos dietéticos adecuados para abordar esas necesidades específicas.

Es importante recordar que los suplementos dietéticos están diseñados para complementar una dieta sana y equilibrada, no para sustituirla. Hacer hincapié en los alimentos integrales como fuente principal de nutrientes es esencial para el bienestar general. Los suplementos deben utilizarse con prudencia y, solo cuando sean necesarios, para apoyar y mejorar su viaje general de salud y bienestar.

Suplementos para usted

Varios suplementos tienen un papel crucial a la hora de satisfacer las necesidades dietéticas de las personas con hipertensión. Sirven como una valiosa Fuente de nutrientes adicionales que pueden ser deficientes en su dieta habitual, ayudando a la promoción del bienestar general y a la regulación de la presión arterial.

Suplementos específicos como el magnesio, el potasio y la CoQ10 se han relacionado con la reducción de los niveles de presión arterial. Además, la inclusión de ácidos grasos omega-3 procedentes de los suplementos de aceite de pescado puede contribuir a la salud cardiovascular. Estos suplementos ofrecen un medio eficaz de complementar la dieta para hacer frente a las carencias nutricionales y apoyar el control de la presión arterial.

Algunos de los suplementos más importantes son los siguientes:

Magnesio: El magnesio es crucial para regular la presión arterial y la función muscular. Unos niveles óptimos de magnesio se han relacionado con una menor presión arterial.

Vitamina D: La insuficiencia de vitamina D se ha relacionado con la hipertensión. Tomar suplementos de vitamina D puede ayudar a mantener una presión arterial saludable.

Vitaminas del grupo B: Las vitaminas del grupo B, como el folato, la vitamina B6 y la vitamina B12, desempeñan un papel en la salud cardiovascular y en el mantenimiento de una presión arterial óptima.

Potasio: Esencial para equilibrar los niveles de sodio, el potasio ayuda a mantener una presión arterial saludable. Es beneficiosa una ingesta adecuada a través de suplementos o alimentos ricos en potasio.

CoQ10: La coenzima Q10 (CoQ10) es un antioxidante que interviene en la producción de energía celular. Los estudios sugieren que la suplementación con CoQ10 puede contribuir a reducir la presión arterial.

L-arginina: La L-arginina, un aminoácido, favorece la producción de óxido nítrico, que ayuda a la relajación de los vasos sanguíneos y mejora el flujo sanguíneo, lo que puede beneficiar a la presión arterial.

Vitamina C: Como antioxidante, la vitamina C puede mejorar el funcionamiento de los vasos sanguíneos y favorecer unos niveles saludables de presión arterial.

Remolacha (Betabel): Rica en nitratos, la remolacha puede convertirse en óxido nítrico, favoreciendo la dilatación de los vasos sanguíneos y reduciendo potencialmente la presión arterial.

Ajo: El ajo es conocido desde hace mucho tiempo por sus beneficios cardiovasculares, entre ellos el mantenimiento de una presión arterial sana.

Aceite de pescado: Los ácidos grasos omega-3 del aceite de pescado ofrecen ventajas cardiovasculares, entre ellas el mantenimiento de una presión arterial sana.

Probióticos: Algunas cepas probióticas seleccionadas pueden contribuir a la salud cardiovascular, incluido el mantenimiento de niveles saludables de presión arterial.

Melatonina: La melatonina, una hormona que interviene en los ciclos de sueño-vigilia, puede influir modestamente en la regulación de la presión arterial.

Té verde: El té verde contiene catequinas, compuestos con propiedades antioxidantes y reductoras de la presión arterial.

Jengibre: El jengibre ha sido estudiado por sus posibles beneficios cardiovasculares, incluido su impacto en los niveles saludables de presión arterial.

Vitamina K2: La vitamina K2 contribuye al metabolismo del calcio y a la salud vascular, influyendo potencialmente en la regulación de la presión arterial.

Precaución: *Cuando se contempla la utilización de vitaminas para controlar la presión arterial, es crucial abordarlo con precaución y tomar las precauciones necesarias. El paso más importante es pedir consejo a su profesional sanitario antes de iniciar cualquier nuevo suplemento.*

Si está tomando anticoagulantes, evite el consumo de vitamina K2. Los anticoagulantes actúan inhibiendo la formación de factores de coagulación de la sangre que dependen de la vitamina K. El consumo de vitamina K puede interferir con los efectos previstos de los anticoagulantes, contrarrestando su eficacia. Es importante que consulte a su médico o farmacéutico para conocer las posibles interacciones y asegurar el uso seguro y adecuado de la vitamina K2 o de cualquier otro suplemento mientras esté tomando anticoagulantes.

Comprométase con el viaje

Si las modificaciones del estilo de vida por sí solas no dan los resultados deseados en la reducción de la presión arterial en un plazo de seis meses, una reciente declaración científica de la Asociación Americana del Corazón propone mantener esos hábitos saludables al tiempo que se contempla la inclusión de medicamentos para reducir la presión arterial.

El camino para controlar la hipertensión puede ser un esfuerzo largo, pero las recompensas que conlleva merecen indiscutiblemente la pena. Reducir la presión arterial requiere un enfoque holístico, que abarque medicamentos.

Es importante reconocer que es posible que los resultados deseados no se manifiesten al instante; más bien, pueden pasar varias semanas o incluso meses hasta que se observen todos los efectos de estas intervenciones. A pesar de los retos que puedan surgir durante este proceso, mantener un compromiso inquebrantable y atenerse a su plan personalizado es fundamental para alcanzar el éxito.

La perseverancia y la resiliencia desempeñan papeles vitales, ya que la constancia es la clave para obtener resultados duraderos. Incluso cuando el progreso parezca gradual, integrar fielmente los cambios recomendados en su rutina diaria contribuirá a una vida más sana y enriquecedora.

Es crucial seguir siendo consciente del hecho de que el camino hacia un mejor control de la presión arterial es un viaje continuo que exige paciencia y una dedicación inquebrantable. En el próximo capítulo, profundizaremos en la comprensión de las consecuencias de no revisar la presión arterial alta.

9

Los Peligros Escondidos

La hipertensión no controlada conlleva diversos riesgos y complicaciones. De hecho, un desafío fundamental en el campo de la medicina reside en el ámbito de la incertidumbre, que impregna las experiencias de los pacientes, los médicos y la sociedad en general. En "*Complicaciones: Notas de un Cirujano sobre una Ciencia Imperfecta*", Atul Gawande afirmaba de forma excepcional que, a pesar de los avances que hemos logrado en la comprensión de la salud humana, las enfermedades y sus tratamientos, la naturaleza omnipresente de la incertidumbre sigue siendo difícil de alcanzar.

Como paciente, navegar por esta incertidumbre puede resultar emocionalmente angustioso, mientras que los médicos se enfrentan a la lucha constante de lidiar con la vasta extensión de lo desconocido. Resulta evidente que la esencia de la atención médica no reside únicamente en lo que se conoce, sino más bien en reconocer y abordar lo que sigue siendo incierto. La incertidumbre constituye el cimiento de la medicina, y la capacidad de navegar a través de ella con sensatez se convierte en un factor que define tanto la trayectoria del paciente como la del médico.

El campo de la medicina abarca algo más que cálculos precisos y soluciones definitivas. Incluso con los tratamientos más avanzados disponibles, existen incertidumbres inherentes y factores desconocidos que impregnan la gestión de las afecciones sanitarias.

Sin embargo, en el caso de la presión arterial alta, los riesgos y complicaciones potenciales asociados a una hipertensión no controlada son ampliamente reconocidos y sustanciales. A pesar de cierto grado de incertidumbre sobre el enfoque terapéutico ideal, los peligros que plantea una presión arterial alta no controlada son evidentes.

Van desde efectos perjudiciales en órganos vitales como el corazón, el cerebro y los riñones hasta una mayor susceptibilidad a eventos potencialmente mortales como el ictus. Dando prioridad al control de la presión arterial y manteniendo una estrecha colaboración con los profesionales de la salud, las personas pueden minimizar eficazmente los riesgos y las incertidumbres.

Comprender estos riesgos y complicaciones es primordial para tomar medidas proactivas en el control de la presión arterial y asegurar una salud óptima a largo plazo. Además, cuando se trata de la hipertensión arterial, los riesgos y las complicaciones son conceptos interconectados, cada uno con un significado distinto.

- Los riesgos se refieren a factores o condiciones que aumentan la probabilidad de que se produzca un determinado evento.
- Las complicaciones, por su parte, engloban los resultados adversos para la salud que pueden surgir como consecuencia de una afección determinada.

Además, los riesgos engloban diversos factores que pueden aumentar la probabilidad de desarrollar la enfermedad o de experimentar problemas de salud relacionados. Estos factores pueden incluir antecedentes familiares, ciertas elecciones de estilo de vida o afecciones médicas subyacentes.

Riesgos y complicaciones de la hipertensión no controlada

Cuando se trata de la presión arterial alta, existen varios riesgos y complicaciones que pueden empeorar las cosas. En esta sección, repasaremos algunos de los principales.

Arterias dañadas y estrechas

El aumento de la presión arterial puede dañar el revestimiento interno de las arterias. Este daño puede empeorar cuando las grasas de la dieta se acumulan en el torrente sanguíneo. El efecto combinado del daño arterial y la acumulación de grasa puede disminuir la flexibilidad de las paredes arteriales, impidiendo el flujo fluido de la sangre por todo el cuerpo. Esta reducción del flujo sanguíneo durante un periodo prolongado puede dar lugar a diversas complicaciones, como enfermedades cardíacas, derrames cerebrales y daños en otros órganos y tejidos del cuerpo.

Aneurisma

Una presión arterial elevada y constante aumenta la presión sobre las zonas debilitadas de las arterias. Esta presión prolongada puede provocar un mayor debilitamiento de la pared arterial, lo que puede desembocar en un aneurisma. A medida que la arteria soporta una mayor tensión, el segmento debilitado puede agrandarse y posiblemente romperse, provocando una hemorragia interna grave que representa un riesgo para la vida.

Aunque no todos los aneurismas están directamente causados por la presión arterial alta, la hipertensión puede contribuir a su formación y elevar el riesgo de complicaciones. Mantener la presión arterial dentro de unos límites saludables es crucial para reducir las posibilidades de desarrollo y ruptura de un aneurisma.

Mediante un control eficaz de la presión arterial que incluya ajustes en el estilo de vida, medicamentos recetados y un seguimiento regular, las personas pueden reducir considerablemente la probabilidad de desarrollar un aneurisma.

Colaborar estrechamente con los profesionales médicos permite crear un plan integral que abarque revisiones rutinarias de la presión arterial, la adopción de hábitos alimentarios saludables, el ejercicio regular, técnicas de reducción del estrés y el cumplimiento de la medicación prescrita. Recuerde siempre que la prevención de los aneurismas empieza por mantener un nivel de presión arterial saludable. Tomando medidas proactivas para controlar la hipertensión, puede salvaguardar esos vasos sanguíneos y disminuir los riesgos asociados a la formación de aneurismas.

Daños al corazón

Una presión arterial elevada altera el funcionamiento del sistema endotelial, lo que supone un riesgo considerable para el desarrollo de la enfermedad aterosclerótica, la enfermedad arterial coronaria y la enfermedad arterial periférica (Tackling & Borhade, 2022). La hipertensión puede causar daños en las arterias y provocar su estrechamiento, impidiendo el flujo de sangre al corazón.

Esta reducción del flujo sanguíneo puede manifestarse como dolor torácico, ritmos cardíacos irregulares y, en casos graves, infartos de miocardio. Cuando no se controla, la presión arterial alta puede provocar el estrechamiento y deterioro de las arterias, privando al corazón de un riego sanguíneo suficiente.

Agrandamiento del ventrículo izquierdo

Una presión arterial elevada obliga al corazón a realizar un mayor esfuerzo para bombear la sangre por todo el cuerpo. Este esfuerzo añadido puede provocar el engrosamiento del ventrículo izquierdo del corazón, aumentando las posibilidades de sufrir un infarto, insuficiencia cardiaca y muerte súbita cardiaca.

Cuando la presión arterial alta permanece incontrolada, el ventrículo izquierdo del corazón puede engrosarse, comprometiendo su capacidad para funcionar con eficacia. Esta afección, denominada hipertrofia ventricular izquierda, aumenta la susceptibilidad a sufrir complicaciones cardiacas graves, como infartos e insuficiencia cardiaca.

Insuficiencia cardíaca

Con el paso del tiempo, una presión arterial elevada puede ejercer presión sobre el corazón, provocando un sobreesfuerzo. Esta tensión puede provocar el debilitamiento del musculo cardíaco y una disminución de su eficacia. Si la tensión persiste durante un periodo prolongado, puede acabar provocando una insuficiencia cardíaca, en la que la capacidad del corazón para bombear sangre adecuadamente se ve comprometida.

Daños al cerebro

Accidente Isquémico Transitorio (AIT)

Un accidente isquémico transitorio (AIT) se considera una forma leve de accidente cerebrovascular. Se produce cuando hay un bloqueo temporal o una reducción del flujo sanguíneo a una zona específica del cerebro, normalmente causado por un coágulo de sangre. A diferencia de un ictus, los síntomas de un AIT son similares pero breves y no provocan daños duraderos.

La obstrucción de un vaso sanguíneo que irriga el cerebro puede deberse a daños causados por la presión arterial alta o el colesterol elevado. Además, un coágulo sanguíneo procedente de otro lugar, como el corazón o los vasos sanguíneos del cuello, también puede desplazarse hasta el cerebro y provocar un AIT.

A menudo denominado "mini-infarto", un AIT sirve como señal de advertencia de que puede producirse un infarto más grave en el futuro. Es crucial tratar la presión arterial alta, ya que puede contribuir a la formación de arterias endurecidas o coágulos sanguíneos, lo que aumenta el riesgo de sufrir un AIT.

Apoplejía

La insuficiencia de oxígeno y nutrientes que llegan al cerebro puede provocar una apoplejía, ya que las células cerebrales empiezan a perecer. La presión arterial alta puede ser perjudicial para los vasos sanguíneos del cerebro, haciendo que se estrechen, se rompan o tengan fugas, aumentando así la probabilidad de sufrir un ictus.

Además, la hipertensión aumenta el riesgo de que se formen coágulos sanguíneos dentro de las arterias que irrigan el cerebro, obstruyendo el flujo de sangre y provocando potencialmente un ictus. Al dañar los vasos sanguíneos y favorecer la formación de coágulos, la presión arterial alta supone una amenaza importante para la aparición de una apoplejía.

Demencia

La demencia vascular, una forma específica de demencia, puede manifestarse cuando las arterias que suministran sangre al cerebro sufren un estrechamiento o una obstrucción. Esto conduce a la restricción del flujo sanguíneo y causa daños a las células cerebrales.

Además, un derrame cerebral que interrumpe el flujo sanguíneo al cerebro puede contribuir al desarrollo de la demencia vascular, ya que inflige daños considerables y pérdida de células cerebrales, lo que perjudica las capacidades cognitivas y la memoria. En ambos casos, el compromiso del flujo sanguíneo y el consiguiente daño a las células cerebrales son factores clave en la aparición de la demencia vascular, lo que pone de relieve la importancia crítica de mantener una circulación sanguínea sana para preservar la función cognitiva.

Deterioro cognitive leve

El deterioro cognitivo leve representa una etapa de transición entre los cambios típicos de la cognición relacionados con la edad y las formas más graves de demencia, caracterizada por alteraciones notables de la memoria y la comprensión (NHS, 2019). Las pruebas emergentes indican que la hipertensión arterial puede desempeñar un papel en la aparición del deterioro cognitivo leve.

Las investigaciones sugieren que la presión arterial elevada podría ser un factor que contribuya al desarrollo de estos cambios cognitivos, lo que pone de relieve la posible relación entre la hipertensión y las fases tempranas del deterioro cognitivo. Comprender el impacto de la presión arterial en la salud cognitiva es crucial para identificar estrategias que mitiguen el riesgo y promuevan una función cerebral óptima.

Daños a los riñones

Cicatrización renal (glomerulosclerosis)

La presión arterial alta también puede afectar a los riñones. Una afección común que puede desarrollarse se conoce como "Glomeruloesclerosis". En esta condición, los diminutos vasos sanguíneos dentro de los riñones sufren cicatrices.

Como resultado, los riñones pierden su capacidad de filtrar eficazmente los desechos y los líquidos de la sangre. La progresión de la glomeruloesclerosis puede conducir finalmente a la insuficiencia renal, una afección crítica y potencialmente mortal.

Cuando los riñones fallan, son incapaces de realizar adecuadamente sus funciones vitales de eliminar los residuos y el exceso de líquido del organismo. Reconocer las implicaciones de la glomeruloesclerosis es crucial, ya que pone de relieve la importancia de preservar la salud de los riñones y buscar la intervención médica adecuada para prevenir o tratar la insuficiencia renal.

Insuficiencia renal

La presión arterial es uno de los principales factores que contribuyen al desarrollo de la insuficiencia renal. Esto se debe al daño potencial infligido a los vasos sanguíneos responsables de irrigar los riñones, impidiendo su correcto funcionamiento.

Cuando los riñones son incapaces de filtrar eficazmente los residuos y el exceso de líquido en la sangre, puede producirse la acumulación de niveles nocivos en el organismo, lo que provoca complicaciones graves y, en algunos casos, insuficiencia renal. Para tratar la insuficiencia renal derivada de una hipertensión no controlada, pueden ser necesarias opciones de tratamiento como la diálisis o el trasplante de riñón.

Sin embargo, las personas pueden reducir activamente su riesgo de insuficiencia renal controlando eficazmente su presión arterial y colaborando con los profesionales de la salud para prevenir y controlar la enfermedad renal. Tomar medidas proactivas en este sentido contribuye significativamente a preservar la salud renal y el bienestar general.

Daño a los ojos

La retinopatía se refiere a la alteración de los vasos sanguíneos de la retina causada por una hipertensión no controlada. Esta afección puede dar lugar a diversos problemas de visión, como visión borrosa y, en casos graves, pérdida total de la visión.

Además, el daño infligido a los vasos sanguíneos de la retina puede provocar hemorragias dentro del ojo, lo que supone una complicación importante y potencialmente grave. Las personas que padecen tanto hipertensión arterial como diabetes se enfrentan a un riesgo elevado de desarrollar retinopatía, ya que estas afecciones contribuyen colectivamente al deterioro de los vasos sanguíneos del ojo. Por lo tanto, es crucial controlar eficazmente los niveles de presión arterial y tratar las dolencias relacionadas para minimizar el riesgo de retinopatía y salvaguardar la salud visual.

Acumulación de líquido bajo la retina (coroidopatía)

La coroidopatía es una enfermedad que afecta a los vasos sanguíneos del ojo y puede tener efectos perjudiciales en la visión. Puede manifestarse como una visión distorsionada o borrosa y, en los casos más graves, puede provocar cicatrices que pueden dañar la visión de forma permanente.

El daño causado por la coroidopatía puede provocar diversos problemas de visión, incluida la distorsión de las imágenes, lo que dificulta que las personas vean con claridad. En consecuencia, el tratamiento de la coroidopatía es crucial para preservar la agudeza visual y minimizar el impacto en las actividades cotidianas. Las revisiones oculares periódicas y un tratamiento adecuado pueden ayudar a mitigar los efectos de la coroidopatía y mantener una visión óptima.

Daño nervioso (neuropatía óptica)

El deterioro del flujo sanguíneo puede afectar negativamente al nervio óptico, provocando la pérdida de visión o una hemorragia intraocular. El bloqueo del flujo sanguíneo puede dañar el nervio óptico, provocando la acumulación de sangre dentro del ojo o incluso la pérdida parcial o total de la visión.

Cuando el nervio óptico se ve comprometido debido a un riego sanguíneo inadecuado, dificulta la transmisión de señales visuales al cerebro, lo que provoca alteraciones visuales. Es importante abordar la obstrucción del flujo sanguíneo con prontitud para minimizar el riesgo de daños en el nervio óptico y preservar la función visual. Buscar atención médica y adoptar las intervenciones adecuadas puede ayudar a mitigar las posibles consecuencias sobre la visión.

Disfunción sexual

En los hombres de 50 años o mayores, es frecuente encontrar disfunción eréctil, una afección caracterizada por la incapacidad de lograr o mantener una erección. Sin embargo, los hombres con presión arterial alta tienen aún más probabilidades de sufrir disfunción eréctil, ya que la hipertensión puede restringir el flujo sanguíneo al pene.

Del mismo modo, las mujeres con hipertensión arterial también pueden encontrar dificultades en su funcionamiento sexual. La presión arterial alta puede provocar una disminución del flujo sanguíneo a la vagina, lo que se traduce en una disminución del deseo sexual, dificultad para excitarse, sequedad vaginal y dificultades para alcanzar el orgasmo. Estos efectos sobre la salud sexual subrayan la importancia de controlar la presión arterial para promover una experiencia sexual satisfactoria y plena tanto para hombres como para mujeres.

Prevención de riesgos y complicaciones

Para prevenir los riesgos y complicaciones asociados a una presión arterial alta no controlada, suele ser necesario un enfoque integral que combine modificaciones del estilo de vida y medicación. He aquí algunas estrategias que pueden ayudarle a hacer frente a estas complicaciones:

- Vigile regularmente su presión arterial y colabore con su proveedor de atención sanitaria para desarrollar un plan de gestión personalizado.
- Ponga en práctica cambios en su estilo de vida que favorezcan unos niveles de presión arterial saludables, como adoptar una dieta sana para el

corazón, practicar una actividad física regular, controlar el estrés de forma eficaz y dejar de fumar.

☐ Cumpla con la medicación prescrita según las indicaciones de su médico y tenga en cuenta los posibles efectos secundarios o interacciones con otros medicamentos, suplementos o alimentos.

☐ Controle otros problemas de salud subyacentes que puedan contribuir a la presión arterial alta o aumentar el riesgo de complicaciones, como la diabetes o el colesterol alto.

☐ Ponga atención a cualquier síntoma o señal de advertencia de una complicación, como dolor en el pecho, dificultad para respirar, dolor de cabeza intenso o cambios en la visión, y busque atención médica inmediata si aparecen.

☐ Si adopta un enfoque proactivo para controlar su presión arterial, podrá reducir significativamente el riesgo de complicaciones y mejorar su salud y bienestar general.

Recuerde que el control eficaz de la presión arterial requiere un esfuerzo integral y continuo que incluya tanto medidas de autocuidado como una comunicación regular con su proveedor de atención sanitaria. Si da prioridad a su salud y pone en práctica estas medidas preventivas, podrá controlar su presión arterial y promover un futuro más saludable.

Ahora, dejando atrás el debate sobre los riesgos potenciales y las complicaciones asociadas a una presión arterial alta no controlada, pasemos a centrarnos en un enfoque más proactivo. Una forma eficaz de hacerse cargo de su salud y reducir el riesgo de complicaciones es controlar regularmente su presión arterial.

Al hacer un seguimiento activo de sus niveles de presión arterial, usted se capacita para tomar decisiones informadas y adoptar las medidas necesarias para mantener un rango de tensión arterial más saludable. Este enfoque proactivo le permite mantenerse alerta, identificar cualquier fluctuación y trabajar para alcanzar unos niveles óptimos de presión arterial para mejorar su salud general y reducir el riesgo de complicaciones. En el próximo capítulo, veremos cómo puede mantener el control de su salud.

10

Manténgase Atento A Su Salud

"A largo plazo, nosotros damos forma a nuestras vidas y a nosotros mismos. El proceso nunca termina hasta que morimos. Y las decisiones que tomamos son en última instancia nuestra propia responsabilidad." – Eleanor Roosevelt.

Estas profundas palabras de Eleanor Roosevelt sirven como poderoso recordatorio de que nuestras vidas son la culminación de las elecciones que hacemos. Cuando se trata de controlar la hipertensión arterial, esta verdad resuena profundamente. Al asumir un papel activo en nuestro propio viaje hacia la salud, tenemos la clave para influir en nuestro bienestar y allanar el camino hacia un futuro más saludable.

En este capítulo, le guiaré a través de la importancia del autocontrol de la presión arterial y su capacidad para empoderarnos en la salvaguarda de nuestra salud cardiovascular. Descubriremos las razones por las que el seguimiento de nuestras lecturas de presión arterial va más allá de ser meramente beneficioso: se convierte en una herramienta indispensable para controlar eficazmente la hipertensión.

Imagine la posibilidad de controlar su presión arterial a su conveniencia, en cualquier momento y en cualquier lugar, liberándole de depender únicamente de las visitas esporádicas a la consulta del médico. Al crear un diario personalizado para registrar sus lecturas, abrirá la puerta a una valiosa información sobre sus patrones de presión arterial, lo que le permitirá identificar los factores desencadenantes y tomar decisiones bien informadas sobre su estilo de vida y su plan de tratamiento.

A lo largo de las páginas siguientes, le guiaré en la creación de su bitácora de presión arterial, proporcionándole consejos prácticos y estrategias para que el proceso sea fluido y agradable. Hablaré de los distintos métodos de medición de la presión arterial, haciendo hincapié en la importancia de unas lecturas precisas, y abordaré los retos comunes que puede encontrar en este viaje de fortalecimiento.

Además, juntos exploraremos las numerosas ventajas que aporta el automonitoreo, entre ellas una mayor conciencia de sus fluctuaciones de presión arterial, una mejor comunicación con su proveedor de atención sanitaria y la capacidad de detectar tendencias preocupantes en sus fases más tempranas. Armado con este conocimiento, usted se convierte en un participante activo en su propia atención sanitaria, trabajando mano a mano con su equipo médico para lograr un control óptimo de la presión arterial.

Es crucial recordar que hacerse cargo de su presión arterial no es un compromiso pasajero, sino una responsabilidad para toda la vida. Implica asumir su papel en el cuidado de su bienestar y tomar conscientemente decisiones que repercutan positivamente en su salud. Embarquémonos juntos en este viaje de autocontrol y empoderamiento, desbloqueando el ilimitado potencial para forjar un futuro marcado por una salud mejorada y una felicidad sin límites.

Automonitoreo de su presión arterial

El automonitoreo de la presión arterial es un aspecto fundamental para controlar la hipertensión y promover la salud cardiovascular en general. Este enfoque proactivo le permite tomar el control de su bienestar, tomar decisiones con conocimiento de causa y colaborar con los profesionales sanitarios para lograr un control óptimo de la presión arterial.

Además, controlar regularmente su presión arterial en casa le permite desarrollar una comprensión más profunda de su enfermedad y tomar decisiones informadas sobre el tratamiento y los ajustes de su estilo de vida. Algunas de las razones por las que el autocontrol de la presión arterial es tan importante son:

1. **Concienciación mejorada**: El automonitoreo de la presión arterial fomenta una comprensión más profunda de los factores que influyen en los niveles de presión arterial. Mediante el seguimiento regular de las lecturas, las personas desarrollan una mayor conciencia de cómo las elecciones de estilo de vida, el estrés y las diversas actividades repercuten en su presión arterial. Esta mayor conciencia les capacita para tomar decisiones informadas sobre sus rutinas diarias y realizar los ajustes necesarios para promover un mejor control de su presión arterial.

2. **Mejora de la gestión de la presión arterial:** El automonitoreo permite a las personas tomar las riendas de su presión arterial a diario. Mediante un seguimiento constante de las lecturas, las personas pueden identificar las pautas y los factores desencadenantes que contribuyen a elevar su presión arterial. Armados con este conocimiento, pueden hacer modificaciones en su estilo de vida, como adoptar una dieta más sana, aumentar la actividad física, controlar el estrés y cumplir con la medicación prescrita. Estas medidas proactivas conducen a un mejor control de la presión arterial y a su mantenimiento a lo largo del tiempo.

3. **Detección temprana de cambios:** La autovigilancia permite detectar a tiempo cualquier fluctuación o elevación sostenida de la presión arterial. Esta pronta identificación permite a los individuos buscar atención médica y las intervenciones necesarias cuando se necesitan. Al detectar los cambios temprano, se pueden pre-

venir o minimizar las posibles complicaciones, lo que se traduce en una mejora de los resultados generales de salud.

Mejora de la comunicación con los profesionales de la salud: Las lecturas de la presión arterial realizadas por el propio paciente constituyen una valiosa herramienta para establecer una comunicación eficaz con los profesionales sanitarios. Al compartir datos precisos y coherentes, las personas pueden entablar conversaciones significativas sobre el control de su presión arterial.

Este enfoque colaborativo fomenta una asociación entre las personas y su equipo sanitario, asegurando que los planes de tratamiento se ajusten y optimicen en función de la información en tiempo real. También permite a los profesionales sanitarios tomar decisiones bien informadas sobre los ajustes de la medicación, las modificaciones del estilo de vida y otras intervenciones para lograr un control óptimo de la presión arterial.

Al incorporar el automonitoreo de la presión arterial a sus rutinas diarias, los individuos pueden cosechar numerosos beneficios, incluyendo una mayor conciencia de los factores desencadenantes de la presión arterial, un mejor manejo de la presión arterial, la detección temprana de cambios y una mejor comunicación con los proveedores de atención médica. Participar activamente en el control y la gestión de la presión arterial capacita a los individuos para asumir un papel activo en su salud cardiovascular, trabajando para mantener un bienestar óptimo.

Además, los profesionales sanitarios pueden tener dificultades para determinar si su presión arterial se mantiene alta de forma constante o si solo se eleva durante las consultas médicas. Varios factores pueden contribuir a las fluctuaciones de la presión arterial durante una visita clínica, como la presencia del 'síndrome de la bata blanca' y la 'hipertensión disfrazada'.

El síndrome de la bata blanca se refiere a una situación en la que un paciente experimenta un aumento temporal de la presión arterial, concretamente cuando se mide en un entorno médico, mientras que su presión arterial permanece normal en otros ambientes, como su casa.

Por el contrario, 'la hipertensión disfrazada' se produce cuando la presión arterial de un paciente parece normal durante las visitas a la consulta, pero experimenta lecturas elevadas de tensión arterial en otros momentos del día o en entornos diferentes. En ambos casos, la fiabilidad de las mediciones de la presión arterial tomadas únicamente en la consulta del médico pasa a ser cuestionable.

Entre las señales y síntomas del síndrome de la bata blanca se incluyen lecturas de la presión arterial que son más altas de lo habitual cuando se miden en un entorno médico, mientras que las lecturas fuera de ese ambiente son normales. El síndrome de la bata blanca suele desencadenarse por la ansiedad o el estrés relacionados con el entorno médico o los profesionales sanitarios. La anticipación de tener que tomarse la presión arterial en un entorno clínico puede elevar temporalmente los niveles de presión arterial.

Las manifestaciones y los síntomas de la hipertensión oculta son lecturas de la presión arterial que son normales durante las visitas médicas pero elevadas en otros momentos o en entornos diferentes. La hipertensión oculta puede verse influida por factores como el estrés, la actividad física o las condiciones ambientales que difieren del entorno clínico. Monitorear la presión arterial en diversas situaciones es crucial para captar las verdaderas fluctuaciones de los niveles de presión arterial.

También es importante tener en cuenta que las lecturas de presión arterial más elevadas durante una visita médica pueden conducir a un diagnóstico erróneo o a una evaluación inexacta de la hipertensión. Esto puede deberse a que realizar una actividad física poco antes de la cita con el médico puede elevar temporalmente la presión arterial debido al aumento de la frecuencia cardiaca y el esfuerzo. Como resultado, las lecturas de la presión arterial tomadas durante la visita pueden ser elevadas incluso si la presión arterial del individuo se encuentra normalmente dentro de un rango normal.

También puede producirse un aumento de las lecturas de la presión arterial durante una consulta médica, potencialmente influido por el estrés emocional o psicológico relacionado con la discusión de los problemas de salud. Esto sucede cuando los individuos están ansiosos o estresados por su estado de salud o por los posibles resultados de la discusión; su presión arterial puede aumentar temporalmente. En consecuencia, las lecturas durante la consulta pueden ser más altas que su presión arterial de referencia en un estado relajado.

Estos fenómenos ponen de relieve la importancia del automonitoreo de la presión arterial en casa, ya que proporciona una imagen más completa y precisa de sus patrones de presión arterial a lo largo del día y en diversos entornos. Al incorporar el control de la presión arterial en casa a su rutina, puede aportar datos valiosos que ayuden a los profesionales de la salud a tomar decisiones bien informadas con respecto a su diagnóstico, tratamiento y control general de la hipertensión.

Cómo monitorear su presión arterial en casa

Supervisar su presión arterial en casa ofrece un método potente y eficaz para mantenerse proactivo respecto a su bienestar cardiovascular (American Heart Association, 2017). Realizar un seguimiento regular de las lecturas de su presión arterial en la comodidad de su propio entorno le proporciona información muy valiosa sobre sus patrones de presión arterial, lo que le permite tomar las medidas necesarias para mantener unos niveles óptimos.

Cómo utilizar un tensiómetro doméstico: Utilizar un monitor de presión arterial doméstico es un proceso sencillo que se adapta perfectamente a su rutina. Empiece por seleccionar un tensiómetro confiable y preciso que se ajuste a sus necesidades. Siga las instrucciones del fabricante para configurar el aparato correctamente y familiarizarse con sus funciones.

Colóquese correctamente la banda en la parte superior del brazo, siguiendo las directrices proporcionadas, asegurando un ajuste ceñido sin excesiva rigidez. Siéntese en un ambiente tranquilo y relajado, con la espalda apoyada y los pies apoyados en el suelo. Descanse unos minutos antes de realizar la lectura, absteniéndose de hablar o moverse durante la medición. Siga las indicaciones del aparato para obtener una lectura precisa y anote los resultados en su cuaderno de presión arterial o en la aplicación de su teléfono inteligente.

Entendiendo sus números: Comprender el significado de las cifras de su presión arterial es crucial para un control eficaz. La presión arterial está representada por dos valores: la presión sistólica (el número superior) y la presión diastólica (el número inferior).

La Asociación Americana del Corazón define la presión arterial normal como inferior a 120/80 mmHg. Las lecturas entre 120-129 (sistólica) y por debajo de 80 (diastólica) indican una presión arterial elevada. La hipertensión se clasifica en dos etapas: etapa 1 (130-139/80-89) y etapa 2 (140 o más/90 o más). Familiarícese con estas cifras y consulte a su proveedor de atención médica para obtener orientación personalizada e intervalos objetivo en función de su historial médico y sus factores de riesgo.

Cómo reaccionar ante una lectura de presión arterial alta: Obtener una lectura de presión arterial alta en casa no debe causar pánico. Respire hondo y mantenga la compostura, recordando que las lecturas individuales pueden fluctuar a lo largo del día debido a diversos factores.

Si registra lecturas altas de forma constante, es crucial que acuda a su proveedor de atención médica para hablar de los resultados y buscar una evaluación adicional. Ellos pueden determinar si son necesarios ajustes en el estilo de vida, modificaciones en la medicación o pruebas adicionales.

¿Cómo seleccionar un tensiómetro doméstico? Elegir el tensiómetro doméstico adecuado es esencial para obtener lecturas precisas y fiables. Tenga en cuenta factores como el tamaño del brazalete, la facilidad de uso, la legibilidad de la pantalla y la precisión validada.

Busque tensiómetros validados por organizaciones de prestigio como la Asociación para el Avance de la Instrumentación Médica (AAMI) o la Sociedad Británica de Hipertensión (BHS). Consulte a su profesional sanitario para que le recomiende modelos o marcas específicos que se adapten a sus necesidades.

Presión arterial del brazo izquierdo vs. brazo derecho: Cuando supervise su presión arterial en casa, establezca una coherencia en la selección del brazo. Tanto el brazo izquierdo como el derecho pueden proporcionar lecturas precisas, pero se recomienda utilizar sistemáticamente cualquiera de los dos brazos para la toma. Esto asegura la consistencia de la medición y facilita la comparación de las lecturas a lo largo del tiempo.

Controlar su presión arterial en casa le permite controlar su salud. Siguiendo las técnicas adecuadas, comprendiendo sus cifras, buscando orientación profesional cuando sea necesario y seleccionando un tensiómetro fiable, podrá realizar un seguimiento eficaz de su presión arterial y trabajar para mantener una salud cardiovascular óptima.

Llevar un registro de la presión arterial

Llevar una bitácora (o registro) de la presión arterial es una herramienta muy valiosa para controlar eficazmente su presión arterial y obtener una visión más profunda de su bienestar cardiovascular. Este cuaderno actúa como un registro completo de las lecturas de su presión arterial, permitiéndole controlar las tendencias, identificar patrones y tomar decisiones informadas en relación con su estilo de vida y su régimen de tratamiento. He aquí los componentes esenciales de un cuaderno de presión arterial:

1. **Fecha y hora de las lecturas:** Registrar la fecha y la hora de cada lectura de la presión arterial es crucial para seguir su evolución a lo largo del tiempo. Esta información le permite observar cualquier cambio o tendencia que pueda producirse a lo largo del día o en periodos prolongados.

2. **Cifras de presión arterial sistólica y diastólica:** La bitácora debe incluir secciones para anotar las cifras de presión arterial sistólica y diastólica de cada lectura. La presión sistólica representa la fuerza ejercida sobre las paredes arteriales cuando el corazón se contrae, mientras que la presión diastólica refleja la presión cuando el corazón está en reposo entre latidos. La vigilancia de ambos valores proporciona un conocimiento exhaustivo de sus niveles de presión arterial.

3. **Frecuencia cardíaca:** Además de las lecturas de presión arterial, la monitorización de su frecuencia cardíaca es valiosa para evaluar su salud cardiovascular. Anote su frecuencia cardíaca junto a cada lectura de la presión arterial para controlar cualquier cambio o irregularidad.

4. **Medicamentos tomados:** Asigne una sección en el cuaderno de registro para documentar los medicamentos que ha tomado antes de cada lectura de la presión arterial. Esta información le ayudará a evaluar la eficacia de sus medicamentos y su impacto en los niveles de presión arterial.

5. **Notas sobre síntomas o cambios en el estilo de vida:** Acostúmbrese a anotar cualquier síntoma o cambio en su estilo de vida que pueda influir en su presión arterial. Por ejemplo, si experimenta estrés, practica una actividad física, consume cafeína o realiza cambios importantes en su dieta, anote estos factores. Estas notas le ayudarán a identificar posibles desencadenantes o patrones que afecten a las lecturas de su presión arterial.

Al llevar sistemáticamente una bitácora de su presión arterial, posee un registro exhaustivo que le permite a usted y a su proveedor de atención médica revisar sus progresos, realizar ajustes informados en su plan de tratamiento y desarrollar estrategias personalizadas para controlar eficazmente su presión arterial.

Consejos para la precisión y la consistencia

1. **Elija un tensiómetro fiable:** Invierta en un tensiómetro de alta calidad que haya sido validado y aprobado por organizaciones de prestigio como la Asociación para el Avance de la Instrumentación Médica (AAMI) o la Sociedad Británica de Hipertensión (BHS). Calibre y mantenga regularmente el tensiómetro para asegurar lecturas precisas.

2. **Mantenga un horario de medición consistente:** Establezca una rutina fija para medir su presión arterial. Procure tomar las lecturas a la misma hora cada día para minimizar las variaciones causadas por las fluctuaciones diarias. Los momentos recomendados incluyen las mañanas antes de tomar la medicación y las noches antes de acostarse.

3. **Utilice un sistema de registro estandarizado:** Mantenga una hoja de registro estandarizada o utilice una aplicación digital de seguimiento de la presión arterial. Esto fomenta la coherencia a la hora de documentar sus lecturas de presión arterial, lo que facilita la identificación de tendencias y compartir la información con su proveedor de atención sanitaria. Incluya detalles esenciales como la fecha, la hora, las lecturas de la presión arterial, la frecuencia cardiaca y cualquier nota relevante.

4. **Seleccione un ambiente tranquilo para las mediciones:** Elija un lugar tranquilo y silencioso para tomar las lecturas de la presión arterial. Reduzca al mínimo las distracciones y las influencias externas que puedan afectar a su presión arterial, como el ruido o

las interrupciones. Siéntese en una silla cómoda con un respaldo adecuado y asegúrese de que sus pies están apoyados en el suelo, ya que esto ayuda a obtener lecturas precisas.

5. **Registre cada lectura con prontitud:** Tras medirse la presión arterial, registre inmediatamente los resultados en su hoja de registro o en su aplicación digital de seguimiento. Esto asegura una documentación precisa y puntual, reduciendo el riesgo de errores o malas interpretaciones. Evite los retrasos en el registro para mantener la precisión de su registro.

6. **Comparta su bitácora con su profesional médico:** Durante las revisiones o citas, comparta su hoja de registro de la presión arterial o los registros digitales con su proveedor de atención sanitaria. Esto les permite a ellos revisar su progreso, identificar cualquier patrón preocupante y tomar decisiones informadas sobre su plan de tratamiento. Aproveche la oportunidad para comentar cualquier duda o preocupación que tenga sobre sus lecturas para recibir orientación y aclaraciones.

Si sigue estas pautas de precisión y consistencia en el monitoreo de la presión arterial, podrá contar con lecturas fiables y comparables. Esto le permite realizar un seguimiento eficaz de su presión arterial y facilita las conversaciones productivas con su proveedor de atención sanitaria para una gestión óptima de su salud cardiovascular.

Bitácora de la presión arterial

He aquí un ejemplo de una página de bitácora (registro) diseñada para hacer un seguimiento de sus mediciones de presión arterial en casa. Esta página ofrece espacios designados para registrar información esencial, como la fecha, la hora, las lecturas de presión arterial sistólica y diastólica, así como la frecuencia cardiaca.

Al completar diligentemente esta página del registro, podrá controlar eficazmente su bienestar cardiovascular, detectar tendencias e identificar cualquier patrón recurrente. Recuerde emplear un tensiómetro de confianza y seguir las técnicas de medición correctas.

Compartir regularmente esta bitácora con su profesional de la salud fomenta conversaciones fructíferas y permite tomar decisiones informadas sobre su plan de tratamiento. Asuma el control de su salud utilizando este cuaderno de registro para mantener una visión global de sus mediciones de tensión arterial.

Recuerde que al asumir el mando sobre su presión arterial mediante el automonitoreo y la realización de ajustes en su estilo de vida, usted tiene el poder de disminuir sustancialmente la probabilidad de complicaciones y mejorar su bienestar general. Con una combinación adecuada de medicamentos, prácticas de autocuidado y un seguimiento constante, puede controlar eficazmente su presión arterial y disfrutar de una mejor calidad de vida.

Hora	Presión arterial (mm Hg)		Frecuencia cardíaca	Comentarios (por ejemplo, cambio de actividad, cambio de dieta, cambio de medicación)
	Sistólica (# superior)	Diastólica (# inferior)		

¿QUIERE AYUDAR A OTRAS PERSONAS?

Como hemos dicho, el conocimiento es poder... y ésta es su oportunidad de difundirlo para ayudar a los demás.

Simplemente compartiendo su honesta opinión sobre este libro y un poco sobre su propia experiencia, mostrará a los nuevos lectores que no están solos y que hay orientación ahí fuera para ayudarles a tomar el control.

Si este libro le ha parecido valioso y aleccionador, le agradecería enormemente que se tomara un momento para dejar una reseña. ¡Le agradezco enormemente su apoyo y que comparta sus opiniones!

https://www.amazon.com/review/create-review/?channel=glance-detail&ie=UTF8&asin=B0CWTDBTZP

Conclusión

El control eficaz de la presión arterial alta puede mejorar notablemente los resultados en materia de salud. Según una investigación de Yang et al. (2017), se reveló que la utilización de medicación y las modificaciones en el estilo de vida, como deshacerse del exceso de peso, realizar actividad física y emplear técnicas de control del estrés, pueden reducir las probabilidades de desarrollar cardiopatías, accidentes cerebrovasculares y otras complicaciones relacionadas con la presión arterial elevada El estudio también reveló que el control insuficiente de la presión arterial estaba relacionado con el aumento de peso, la falta de actividad física y el consumo excesivo de sal.

Esta información hace énfasis en la importancia de asumir la responsabilidad de controlar su presión arterial y colaborar estrechamente con los profesionales sanitarios para crear una estrategia de tratamiento exitosa. Al aplicar una combinación adecuada de medicamentos, ajustes en el estilo de vida y un seguimiento regular, las personas pueden disminuir sustancialmente sus probabilidades de sufrir complicaciones y disfrutar de una vida más sana y energética.

No espere a tener un susto de salud para hacerse cargo de su presión arterial. Empiece hoy mismo a hacer pequeños ajustes en su estilo de vida, como incorporar ejercicio y adoptar una dieta cardiosaludable. Colabore con sus profesionales sanitarios para desarrollar un plan de tratamiento eficaz que se adapte a sus necesidades.

Si lo hace, podrá reducir significativamente la probabilidad de padecer enfermedades cardiacas, derrames cerebrales y otras complicaciones.

Recuerde que tomar el control de su salud es un viaje continuo. Sea proactivo monitoreando su presión arterial regularmente, manteniéndose actualizado sobre las últimas investigaciones y opciones de tratamiento, y buscando el apoyo de profesionales de la salud y seres queridos. Mantenga su progreso y abrace una vida sana y feliz.

REFERENCIAS

5 Steps to Quit Smoking. (2018). Www.heart.org.

Alcohol and Heart Health: Separating Fact from Fiction. (n.d.). Www.hopkinsmedicine.org.

American Heart Association. (2017). Monitoring Your Blood Pressure at Home. Www.heart.org.

Amin, M. (2020, January 9). Supplements vs Food: The Truth Behind Multi-Vitamins and Eating Right. Regenerate Medical Concierge.

Anderson, J. W., Liu, C., & Kryscio, R. J. (2008). Blood Pressure Response to Transcendental Meditation: A Meta-analysis. American Journal of Hypertension, 21(3), 310–316.

Beckerman, J. (2021, September). The Link Between Drinking Alcohol and Heart Disease? WebMD. https://www.webmd.com/heart-disease/heart-disease-alcohol-your-heart

CDC. (2017, June 30). Benefits of Quitting. Centers for Disease Control and Prevention.

BSc, K. G. (2023, May 17). Mediterranean Diet 101: A Meal Plan and Beginner's Guide. Healthline. .

Carol Dersarkissian. (2021). Slideshow: What Happens to Your Body When You Quit Smoking.WebMD..

CDC. (2020, November 9). 5 Surprising Facts About High Blood Pressure | cdc.gov. Centers for Disease Control and Prevention. .

Cleveland Clinic. (2022, January 7). Blood Pressure: Treatments. Cleveland Clinic. .

Contributors, W. E. (2023, April 29). Complementary vs. Alternative Medicine: What's the Difference? WebMD. https://www.webmd.com/balance/complementary-vs-alternative-medicine

Crouch, M. (2020, July 28). 7 Ways to Overcome Your Fitness Fears. AARP. .

D. Fryar, C., Ostchega, Y., M. Hales, C., Zhang, G., & Kruszon-Moran, D. (2019). Products - Data Briefs - Number 289 - October 2017. .

DASH diet: Sample menus. (2023, May 31). Mayo Clinic. .

Dekker, A. (2021, July 26). What are the effects of alcohol on the brain? Scientific American. .

Eskarda. (2022, February 22). 6 Yoga Poses for High Blood Pressure. Yoga Journal. .

Exercise: A drug-free approach to lowering high blood pressure. (2022, November 10). Mayo Clinic.

Francis, M. (2021, April 29). If slightly high blood pressure doesn't respond to lifestyle change, medication can help. American Heart Association.

Harvard Health. (2020, July 4). 11 ways to curb your drinking. Harvard Health.

Harvard Health Publishing. (2021). The benefits of do-it-yourself blood pressure monitoring. Harvard Health.

Harvard School of Public Health. (2016, April 12). Healthy Weight. The Nutrition Source.

Hitti, M. (2013, August 22). 10 Relaxation Techniques That Zap Stress Fast. WebMD; WebMD.

Houston, M. C., & Harper, K. J. (2008). Potassium, Magnesium, and Calcium: Their Role in Both the Cause and Treatment of Hypertension. The Journal of Clinical Hypertension, 10(7), 3–11.

Hypertension Prevalence in the U.S. | Million Hearts®. (2023, May 12). Centers for Disease Control and Prevention.

L. Bhatt, D. (2022, May 1). Yoga and high blood pressure. Harvard Health.

Landry, J. (2023, January 31). *72+ best hypertension quotes and sayings for inspiration (2023)*. Respiratory Therapy Zone. https//www.respiratorytherapyzone.com/hypertension-quotes/

Landsbergis, P., Diez-Roux, A. V., Fujishiro, K., Baron, S., Kaufman, J. D., Meyer, J. S., Koutsouras, G. W., Shimbo, D., Shrager, S., Stukovsky, K. H., & Szklo, M. (2015). Job Strain, Occupational Category, Systolic Blood Pressure, and Hypertension Prevalence. Journal of Occupational and Environmental Medicine, 57(11), 1178–1184..

Mawer, R. (2020, February 28). 17 Proven Tips to Sleep Better at Night. Healthline..

Mayo Clinic. (2015). Exercise: A drug-free approach to lowering high blood pressure. Mayo Clinic..

Mayo Clinic. (2021). How high blood pressure can affect your body. Mayo Clinic..

Miller, D. (2021). Complementary and Alternative Treatments for Hypertension. https://ruralhealth.und.edu/assets/4283-18665/treatments-for-hypertension.pdf

National Institute on Aging. (2021). Vascular Dementia: Causes, Symptoms, and Treatments. National Institute on Aging..

NHS. (2019, February 11). Intensive blood pressure control may lessen cognitive loss. National Institutes of Health (NIH).

https://www.nih.gov/news-events/nih-research-matters/intensive-blood-pressure-control-may-lessen-cognitive-loss#:~:text=MCI%20is%20an%20established%20risk.

Porter, E. (2017, November 14). Famous Faces of Heart Disease. Healthline.

Publishing, H. H. (2020, June 14). Meditation and a relaxation technique to lower blood pressure. Harvard Health.

Richter, A. (2020, December 23). 14 Supplements That May Help Lower Blood Pressure. Healthline.

Salvetti, A., Brogi, G., Di Legge, V., & Bernini, G. P. (1993). The inter-relationship between insulin resistance and hypertension. Drugs, 46 Suppl 2, 149–159.

Schneider, J. K., Reangsing, C., & Willis, D. G. (2022). Effects of Transcendental Meditation on Blood Pressure. Journal of Cardiovascular Nursing, 37(3), E11–E21.

Suni, E. (2021, March 10). How Much Sleep Do We Really Need? | National Sleep Foundation (A. Singh, Ed.). Sleep Foundation.

Tackling, G., & Borhade, M. B. (2022). Hypertensive Heart Disease. PubMed; StatPearls Publishing.

U.S. Food and Drug Administration. (2022, June 2). FDA 101: Dietary Supplements. U.S. Food and Drug Administration.

W. Smith, M. (2021, September 20). Slideshow: 20 Foods That Can Save Your Heart. WebMD.

Wein, H. (2017, September 8). Understanding Health Risks. NIH News in Health.

Why High Blood Pressure is a "Silent Killer." (2023, May 31). www.heart.org.

World Health Organization: WHO & World Health Organization: WHO. (2023). Hypertension. www.who.int. .

Yang, M. H., Kang, S. Y., Lee, J. A., Kim, Y. S., Sung, E. J., Lee, K.-Y., Kim, J.-S., Oh, H. J., Kang, H. C., & Lee, S. Y. (2017). The Effect of Lifestyle Changes on Blood Pressure Control among Hypertensive Patients. Korean Journal of Family Medicine, 38(4), 173. .

www.ingramcontent.com/pod-product-compliance
Lightning Source LLC
Chambersburg PA
CBHW070625030426
42337CB00020B/3917